La preuve médicale au XXIe siècle

Éthique et pratique médicale

fondée par Richard Moreau

Collection dirigée par Roger Teyssou

La collection « Éthique et pratique médicale » est une tribune qui permet à tous les acteurs du monde de la santé, professionnels, enseignants, administrateurs, économistes et patients d'exposer leurs opinions, de décrire leur expérience et de proposer des solutions aux problèmes posés par une profession en pleine mutation, et ce en toute indépendance et en conformité avec la déontologie et les bonnes pratiques médicales.

Dernières parutions

Bernard MARROT, *Politique d'organisation du système de santé en France,* 2022.

Patrice COUZIGOU, *Écologie interne et relation soignante, Médecine de la personne et de ses comportements*, 2022.

Julie LENOBLE-MARTIN, *Le droit d'accès aux soins des personnes sourdes en France*, 2021.

Alain GOLDCHER, *Bien vivre avec un « oignon ». Questions/réponses illustrées sur l'hallux valgus, le trouble statique le plus fréquent*, 2021.

Jeannot BAANITSE, *Soins palliatifs en RD Congo et en Afrique. Appel à la promotion et l'intégration,* 2021.

François MATH, *La recherche médicale française. Hier on la trouvait, aujourd'hui on la cherche,* 2021.

Jacques MORNAT, *Choix et médecine*, 2021.

Philippe VIARD, *On n'est jamais assez vieux pour faire un mort, Repenser les soins pour les personnes dans les services de longue durée*, 2021.

Justine DIEHL, *Vaccins, Entre méfiance et adhésion*, 2021.

Jean-Yves DE LA CAFFINIÈRE, *50 ans de pratique chirurgicale. Pensées parallèles,* 2021.

David LERICHE, *Equilibre et motricité chez les personnes âgées, la liaison œil-pied*, 2020.

Bernard JURTH, *Vivre mieux à tout âge grâce à l'ostéopathie, Suivi de Journal d'un voyage aux sources de l'ostéopathie*, 2020.

Claire GRAND, *Les maladies expliquées aux enfants. Microbes et compagnie,* 2020.

Pierre-Luc L'Hermite

La preuve médicale au XXIe siècle

L'Harmattan

Du même auteur

Introduction à la science ostéopathique – Approche épistémologique, éditions Ellipses, 2020

La médicalité – Construite par la médecine, redéfinie par l'ostéopathie, Presses Universitaires du Midi, 2022

5-7, rue de l'École-Polytechnique, 75005 Paris
http://www.editions-harmattan.fr
ISBN : 978-2-14-025293-8
EAN : 9782140252938

« Mal nommer un objet,
c'est ajouter au malheur de ce monde. »

Albert Camus,
« Sur une philosophie de l'expression »,
Poésie 44, Paris, La Pléiade NRF Œuvres complètes, 1944.

Préface

La question de la preuve médicale s'avère essentielle à étudier pour dessiner les contours d'un nécessaire renouveau du système de santé dont les failles ont été récemment pointées par la pandémie de la COVID19 et les dérives industrielles. D'une société de la fin du XXème siècle promise à la certitude biomédicale et la sécurité jusqu'à la fin de la mort programmée par les transhumanistes, celle du XXIème voit apparaître des signaux contradictoires avec les diverses maladies chroniques d'origine multifactorielle imposant des traitements multiples, avec les exigences d'une population vieillissante confrontée aux dilemmes de l'avancée en âge et du repli communautaire, avec les maladies d'origine psycho-comportementale sans ancrage biologique, avec un mal-être grandissant chez les soignants et avec les insatisfactions des « patients » face à tant de technicité sans âme.

L'ouvrage de Pierre-Luc L'Hermite intitulé « La preuve médicale au XXIème siècle » interroge l'éclosion du courant de l'*Evidence-Based Medicine* (EBM), la médecine fondée sur les preuves ou plus exactement sur les données probantes, apparue à la fin du siècle dernier à la faculté de santé de l'Université McMaster au Canada sous la houlette de David Sackett. Il discute sa lecture étriquée par certains francophones. L'auteur invite à ne pas confondre un discours scientifique avec la vérité, revenant à transposer une norme à l'extérieur du cadre qui lui a permis de l'établir. Il traite la question avec un regard épistémologique, éthique, juridique et philosophique nourri des références les plus récentes. Il évite l'écueil des discours pseudoscientifiques trouvant une justification dans toute sorte de biais cognitifs (McIntyre, 2019).

L'auteur pointe à juste titre les risques d'une conception idéaliste de la vérité en médecine en la pensant comme une adéquation parfaite de l'esprit à la chose. Il s'inscrit dans une conception pragmatique où la vérité se définit par le succès de l'action qu'elle commande et celle du sujet lui-même. Il pointe aussi les limites du langage, les manques de mots pour exprimer la vérité, les mots qui trahissent le sens. Vérité diagnostique, vérité thérapeutique et vérité pronostique diffèrent, tout autant que la vérité de la maladie ou de la personne malade, qui plus est si l'on y rajoute la flèche du temps.

Au fur et à mesure que l'EBM est devenue influente, ce courant a été détourné pour servir des agendas différents de ce qu'il visait à l'origine (Ioannidis, 2016). Les essais randomisés influents sont largement réalisés par et pour le bénéfice de l'industrie. Les méta-analyses sont devenues des stratégies au service d'intérêts acquis. Les fonds de recherche nationaux et européens sont canalisés presque exclusivement vers une recherche avec peu de pertinence pour les résultats de santé (Ioannidis, 2016). L'épidémiologie des facteurs de risque a excellé dans les articles de fouille de données en silo et est devenue apte à dicter des politiques à partir de preuves fallacieuses. Sous la pression du marché, la médecine clinique s'est transformée en médecine financière (Ioannidis, 2016). Dans de nombreux endroits, la médecine et les soins de santé gaspillent les ressources de la société et deviennent une menace pour le bien-être humain. Le déni scientifique et les charlatans fleurissent également et égarent davantage les individus dans leurs choix de vie, y compris en matière de santé. L'EBM reste toujours un objectif non atteint, digne d'être atteint (Ioannidis, 2016).

Au fur et à mesure que la médecine s'étend vers la santé, autrement dit du traitement d'un organe ou d'une fonction pathologique manifesté par des symptômes, au soin et à la prévention, les questions posées par ce livre sur la preuve et la gestion des risques par la société se posent de manière plus aiguë. L'ouverture récente de la médecine aux interventions non médicamenteuses (INM) pose d'emblée la question d'un modèle de validation et de surveillance de ces pratiques de santé la plupart du temps médiées par des humains. La lecture de ce livre est d'autant plus cruciale pour qui s'intéresse au soin et à la prévention, avec deux prismes complémentaires abordés respectivement dans le premier chapitre, les contraintes que la société impose à la preuve médicale, et dans le second chapitre, l'utilisation de la preuve médicale en tant qu'élément organisateur de la société.

McIntyre L. (2019). The Scientific Attitude : Defending Science from Denial, Fraud, and Pseudoscience. Boston : The MIT Press

Ioannidis J.P. (2016). Evidence-based medicine has been hijacked: a report to David Sackett. Journal of Clinical Epidemiology, 73, 82-86.

Professeur Gregory Ninot

Directeur adjoint de l'Institut Desbrest d'Épidémiologie et de Santé Publique (Université de Montpellier - INSERM)

Chargé de recherche à l'Institut du Cancer de Montpellier

Président de la Non-Pharmacological Intervention Society

Introduction

La preuve est un élément incontournable de la médecine au XXIème siècle.

La place aussi centrale qui lui est attribuée en fait un élément visible et souvent suréminent. À l'heure des crises sanitaires et de divers méandres judiciaires impliquant des laboratoires pharmaceutiques, des institutions et même des États, la question de la preuve est un passage obligatoire pour toute réflexion prenant les fondements de la médecine pour objet.

Pour autant, cette démarche pourrait être perçue comme dérangeante à bien des égards. En effet, interroger la preuve médicale en revient à tourmenter ce qui constitue la légitimité de la médecine. En d'autres termes, elle incarne ce qui lui donne sa superbe. On observe que ceux qui l'exercent et ceux qui en bénéficient souhaitent lui attribuer une importance manifeste. Celle-ci s'exprime par une confiance aussi nécessaire qu'indispensable. C'est pour cette raison que mener une enquête sur son compte questionne les normes qui s'étendent jusqu'aux relations humaines. Chercher querelle à la preuve médicale revient en somme à questionner le bon fonctionnement de la société, en ébranlant des certitudes qui avaient progressivement acquis le statut de paisibles conventions.

La médecine arpente de très vastes territoires en décidant de ce qui correspond à la santé ou à un état pathologique, en s'immisçant dans l'intimité des foyers, faisant irruption dans le monde austère du travail, dans l'univers grisant de l'économie, ou encore dans les arcanes déroutants de la politique. Sa fonction rassérénante peut aussi bien apaiser le patient désemparé dans l'attente d'un diagnostic que le patient pragmatique qui serait désireux d'évaluer ses chances de guérison. En se reposant sur elle, certains acteurs du monde de la santé se sentent même autorisés à tenir des discours autoritaires.

Autant d'arguments qui encouragent souvent à première vue à imaginer un lien contigu entre preuve médicale et vérité. S'il va sans dire que la médecine n'est pas insensible à la détermination de la vraisemblance, il faut aussi reconnaitre que le concept de vérité est plutôt exigeant. Il mérite dès lors d'être abordé pour expliquer les raisons qui poussent aussitôt à s'en désolidariser. En effet, si la vérité possède l'absolutisme que lui prêtent ses définitions elle devrait avoir une valeur inconditionnelle. Pourtant cet audacieux projet s'égare s'il ne peut pas voir le leurre qu'il contient. Le vrai (en tant qu'expression de la vérité) ne saurait se confondre avec la preuve pour plusieurs raisons.

La façon la plus délicate d'aborder le sujet de la vérité est de la prendre dans son sens le plus strict. C'est à dire comme quelque chose qui possèderait une essence immuable, une valeur transcendantale. Il faut pour cela partir du postulat selon lequel le vrai serait indépendant de tout cadre, mais cette hypothèse ne pourrait esquiver un questionnement sur sa licéité. Celle-ci pourrait être considérée comme impossible, alimentée par les illusions d'individus téméraires qui cèderaient aux charmes de la certitude. Si toutefois l'accès à une ultime vérité était envisageable, il faudrait en discuter à travers des plaidoyers érudits pour cerner les modalités de son accès. Le tout appartenant au registre d'une philosophie très entreprenante faisant aussitôt passer un non-spécialiste pour un doux rêveur. Il semble que les discours qui confondent preuve médicale et vérité cherchent surtout à jouir des fruits de leur engendrement. Tel est le cas des discours « scientistes » où la preuve se dote d'une certaine puissance en passant pour quelque chose de véritable. Néanmoins, s'abriter sur le terrain de la vérité ne demeure possible que par des détours de simplifications outrancières.

La façon la moins complexe de considérer le vrai est à l'aune de son expression formelle. Cette aspiration est particulièrement utilisée dans le domaine des sciences avec la notion de paradigme[1]. Pour le dire autrement, il faudrait examiner une proposition uniquement au sein de la structure qui l'enveloppe. À certaines conditions, on peut à ce moment-là vérifier une correspondance entre contenant et contenu. La vérité d'une proposition est alors obtenue par une opération de conformité. Une formule telle que 1 + 1 = 2 indique, nonobstant le caractère évident de cette équation, que l'énoncé n'est vrai qu'en vertu de l'authenticité vis-à-vis de sa charpente. Ses composantes ne sont pas vraies dans l'absolu puisque les expressions numériques « 1 » ou « 2 » ne signifient rien d'universellement vrai ou faux, pas plus que l'opération d'addition matérialisée par un « + » ou encore la relation d'équivalence indiquée par le « = », qui n'ont de sens que par rapport à leur cadre conceptuel. Dans ce cas le vrai n'est possible que relativement à certaines propriétés. Ce qui pourrait vérifier la formule de Derrida selon laquelle la vérité est « limitée, finie confinée dans ses frontières »[2]. Il en résulte qu'une connaissance n'existe qu'à partir d'un certain point de vue[3]. L'accès utopique à une connaissance véritable si chère à Socrate en revient à renoncer à la quête d'une inatteignable vérité. La philosophie nietzschéenne[4] accepte que l'humain demeure captif de cet idéal, mais relègue les velléités socratiques à une forme d'optimisme logique. Le vrai se réduit donc aux raisons pour lesquelles il existe dans les représentations[5]. En somme, il n'y aurait pas réellement de choses « fausses » à proprement parler, dans la mesure où la fausseté d'une proposition dépend d'une communauté de pensée qui établit des règles permettant de qualifier ce qui relève du vrai et du faux.

---

[1] Sur la notion de « paradigme » on consultera KUHN Thomas, *La structure des révolutions scientifiques*, Paris, Flammarion, (1962) 2008.

[2] DERRIDA Jacques, *Apories*, Paris, Galilée, 1996, p.15.

[3] WEBER Max, *L'objectivité de la connaissance dans les sciences et la politique sociale* in *Essais sur la théorie des sciences*, Paris, Plon, 1965.

[4] On retrouve cette idée disséminée à de nombreux endroits de sa production dont on peut se contenter de mentionner quelques ouvrages : *Crépuscule des Idoles*, *Humain, trop humain*, *Vérité et mensonge au sens extra-moral*, *Aurore*, et *Volonté de puissance*.

[5] JAMES William, *Le pragmatisme*, Paris, Flammarion, (1911) 2001, p.127.

Dès lors peut-on raisonnablement admettre qu'avec le secours de la science la preuve médicale se superpose à la notion de vérité ? Autrement dit, la science est-elle le champ de la manifestation du vrai ? Ou ne s'agit-il là que d'une sémantique impropre qui se contente de recourir à la puissance suggestive des mots ?

Cet ouvrage estime qu'assimiler la science à la vérité en revient à une hyperbole inquiétante. Elle tient surtout d'une méprise qui alimente une dialectique perfide. Dans cette hypothèse, à partir du moment où la preuve médicale trouverait refuge dans la science, penser contre elle relèverait presque mécaniquement de l'affabulation. Il y aurait là un piège de taille considérable. Confondre un discours scientifique avec la vérité en reviendrait à transposer une norme à l'extérieur du cadre qui lui a permis de l'établir. Le vrai irait ainsi au-delà du support qui lui permet d'exister[6]. Il est ici postulé que l'accès à la vraisemblance tout au plus dépend rigoureusement du prisme que l'on utilise pour l'envisager. Par exemple, l'histoire de la vérité pour Foucault correspond à l'histoire politique de la vérité.

Aussi, la réflexion de cet essai considère que la science se contente d'être une promenade de l'esprit qui, sans jamais se substituer à la vérité, essaye de proposer des lectures théoriques du monde observable ou même imaginable à certains égards. La preuve médicale ainsi observée s'exprime dès lors par une lecture normative de la vie.

L'inaccessible vérité, dont l'origine étymologique *veritas* indique qu'elle s'oppose aux contrefaçons, s'attache à rechercher des éléments authentiques. Par opposition, la validité (*validus*) poursuit davantage une quête de puissance par son origine latine. L'intérêt d'une preuve ne réside donc pas dans son appartenance au vrai par un procédé d'objectivation, mais dans les conditions permettant cette objectivation. Celles-ci impliquent un cadre dans lequel l'observateur, niché sur des doctrines majoritaires, dépose sur elle son regard.

---

[6] BALIBAR Étienne, *Passions du concept*, Paris, La découverte, 2020, p.50.

Très prosaïquement, la recherche de la preuve en médecine consiste à accorder un indice de confiance à des éléments qui vont emporter la conviction du soignant, du patient et des institutions. La médecine étant considérée comme un art au « carrefour de plusieurs sciences »[7], l'idée sera de rechercher des données gageant d'une certaine fiabilité. Si la formule de Canguilhem semble avoir fait date, elle a surtout permis d'établir une différence entre l'objet de la science médicale qui consiste en l'acquisition de connaissances, et l'objet de la pratique médicale qui est portée sur le patient[8].

La preuve est de ce fait un élément consubstantiel à la médecine, bien que des fractures de plus en plus fréquentes se révèlent à travers la distension du lien entre savoir et pratique[9]. Les praticiens se trouvent face à une complexification croissante des problèmes qui leur sont soumis. Ils doivent désormais jongler avec des matières variables allant de la biologie cellulaire à la philosophie en passant par le droit et l'économie dans des oppositions incessantes. L'importante sophistication des preuves oblige à investir des continents jusqu'alors ignorés réveillant des clivages, insistant *de facto* sur les raisons qui poussent les opinions à diverger. Par conséquent, l'intensité des controverses « force la littérature à devenir technique »[10] et déstabilise un peu plus les praticiens. Les théories ajustent leurs fondements, aiguisent leurs arguments, peaufinent leurs modèles, approfondissent leurs critères et leurs méthodes. Dans ces remous sans cesse renouvelés par des débats aux prises avec la tempête, l'esprit des soignants se

---

7 CANGUILHEM Georges, *Le normal et le pathologique*, Paris, PUF, (1966) 2015, p.8. Bien que cette question de statut ait pu faire l'objet de requalification en « somme évolutive de sciences appliquées » CANGUILHEM Georges, *Études d'histoire et de philosophie des sciences concernant les vivants et la vie*, Paris, Vrin, (1968) 7ème réimpression, 2002, p.428.

8 L'HERMITE Pierre-Luc, *Introduction à la science ostéopathique – Approche épistémologique*, Paris, Ellipses, 2020, p.30.

9 PICARD Jean-François, MOUCHET Suzy, *La métamorphose de la médecine*, Paris, PUF, 2009, p.2.

10 LATOUR Bruno, *La science en action – Introduction à la sociologie des sciences*, Paris, La Découverte, (1989) 2005, p.80.

heurte au fracas massif du doute. C'est notamment pour cette raison qu'il arrive que le désespoir appelle de ses vœux une vérité salvatrice.

Toutefois, la preuve médicale dépend surtout de l'œil de celui qui la regarde. Sa pluralité ne la confine plus seulement à l'univers du calcul de probabilités, mais à ce qui est susceptible d'emporter la conviction. Dans le premier cas la preuve médicale se caractérise par sa validité, dans le second elle se meut dans la société où elle se trouve. En subsumant ainsi des éléments issus des sciences de la nature et des sciences humaines et sociales sous un même concept, la preuve médicale se présente dans un habit délicat.

Dès le XVIIIème siècle, bien que le modeste rôle du médecin consiste surtout à établir un rempart contre la superstition, Pierre-Jean-Georges Cabanis a réactivé un nouage très ancien entre philosophie et médecine. Son ouvrage de 1798 : *Du degré de la certitude de la médecine* l'envisage comme la « science de l'homme » et se demande en quoi consiste un être humain en souffrance et plus généralement en quoi consiste la vie. La médecine du XXIème siècle conserve ces interrogations en ayant éveillé des enchevêtrements encore plus vastes. D'un côté la santé publique est contingentée par des modèles économiques et politiques, d'un autre la bioéthique s'interroge sur la pénétration de la médecine dans la vie des personnes allant du stade antérieur à sa conception jusqu'à une extension au-delà de son crépuscule[11]. Dans ces méandres, la médecine s'octroie fort logiquement l'assistance d'autres disciplines dans la mesure où la seule compétence d'un clinicien s'avère totalement insuffisante pour appréhender des questions comme le clonage, le post-humanisme, les cellules souches, l'ectogenèse ou la télémédecine[12]. La preuve interroge dès lors les dispositifs de jugement permettant de concevoir ce qui est plausible dans le milieu de la santé. Classiquement, on considère qu'une

[11] BIOY Xavier, *Biodroit – De la biopolitique au droit de la bioéthique*, Issy-les-Moulineaux, LGDJ, 2016.
[12] LE COZ Pierre, *L'éthique médicale – Approches philosophiques*, Aix-en-Provence, PUP, 2018.

proposition est acceptable dans la mesure où elle se trouve en conformité avec ce qui est. Or, « ce qui est » peut en réalité subir des modifications fréquentes. Une découverte scientifique peut parfois à elle-seule initier un changement dans l'architecture des connaissances et frapper d'obsolescence ce qui jusqu'alors était considéré comme valide. La temporalité révèle une chose aussi brutale que difficile à éviter : un élément inébranlable aujourd'hui peut devenir inopérant demain. Face à cette ivresse il est possible de se sentir perdre pied. Il faut reconnaitre que l'usage était de conférer à la médecine un certain prestige qui entrainait une adhésion massive et irréfléchie. Aujourd'hui, ces attributs ne sont plus suffisants. Sa simple évocation n'obtient plus le même effet d'allégeance, la même inclination, le même acte de foi assumé par tout un chacun.

Il fut un temps où il était d'usage de s'en référer aux institutions. Néanmoins, il existe désormais une grande défiance à leur égard dans la mesure où leurs discours ont révélé des failles considérables. Ce qui a initié scepticisme et déconsidération. Chacun a pu constater l'étrangeté des nuages radioactifs venus d'Ukraine en 1986. Selon les autorités, ils auraient sélectivement épargné la France en arrêtant leur course à ses frontières. De nombreuses personnes se sont également émues par l'absence d'armes de destruction massive détenues par Saddam Hussein, pourtant présentées en 2003 devant le conseil de sécurité des Nations unies, ayant justifié l'invasion de l'Irak par une force militaire d'une coalition. On se souviendra encore des mensonges renouvelés de Jérôme Cahuzac, ministre délégué au budget en 2013, avec ses serments télévisuels « je n'ai pas, je n'ai jamais eu de compte en Suisse », qui fut par la suite condamné pour fraude fiscale et blanchiment de fraude fiscale. Plus récemment, dans le contexte pandémique de 2020, les chiffres au sujet du nombre de masques disponibles travestissaient allègrement la réalité en la présentant sous un jour triomphant malgré le décès de nombreux soignants à défaut de protections[13].

L'invitation récurrente du fallacieux sur la place publique éveille les vigilances, sinon une certaine paranoïa. Ceci est d'autant plus perceptible depuis qu'il s'agit parfois d'aller jusqu'à interpréter des faits. L'exemple le plus prégnant est peut-être celui survenu à l'issue de l'élection de Donald Trump en 2016 où deux versions s'opposaient quant à des inclémences météorologiques venues altérer son investiture. Dans la version du *New York Times* la pluie n'a cessé de tomber, dans la version de la Maison-Blanche « la pluie s'est immédiatement arrêtée de tomber et le ciel s'était ensoleillé ». Ce qui avait conduit Sean Spicer, le porte-parole de la Maison-Blanche, à estimer qu'il est possible d'être « en désaccord sur les faits »[14]. L'occasion était trop belle à tel point que le dictionnaire d'Oxford avait proclamé que « post-vérité » était élu mot de l'année. Il se rapporte aux circonstances dans lesquelles les faits ont moins d'influence sur l'opinion que les croyances personnelles.

Assez logiquement, on a beau jeu d'exiger des efforts à l'esprit alors que l'appréciation individuelle constitue une alternative séduisante. Faire vibrer la corde du subjectif est une richesse musicale au concert de la crédulité. L'esprit critique est fragile, alors qu'accepter docilement le probable ne s'embarrasse pas de contraintes. Il se présente sous des traits sympathiques qui permettent au monde environnant de devenir moins exigeant, plus consonant et par conséquent fort agréable. L'individu se sent autorisé à succomber sans vigilance aux charmes de ses affects. Sa migration vers un endroit réconfortant où « tout se vaut » donne la possibilité d'écarter le besoin de probité. Se forger un avis se dispense de ce qui est cognitivement trop coûteux et les théories considérées comme

---

[13] Un an avant l'épidémie de la COVID-19 les besoins de masques pour la population (hors des soignants) ont été évalués à un milliard dans l'hypothèse où 30% de la population serait atteinte, STAHL Jean-Paul et *al.*, « Avis d'experts relatifs à la stratégie de constitution d'un stock de contre-mesures médicales face à une pandémie grippale », Santé Publique France, 2019.

[14] REVAULT d'ALLONES Myriam, *La faiblesse du vrai – Ce que la post-vérité fait à notre monde commun*, Paris, Seuil, 2018, p.32.

dérangeantes sont aussitôt requalifiées en opinions. En récusant les hiérarchies, perçues comme autant d'entraves à la sérénité, il devient possible de tout dire puisque tout se situe sur le même plan, insensible à la rationalité. L'imaginaire vagabonde dans des mondes où aucune bride n'accompagne les largesses de l'esprit. Le « vrai » et le « faux » deviennent inopérants pour célébrer « son propre vrai » et « son propre faux » grâce à l'adhésion à des discours parfois dénués de tout ancrage à la réalité. L'individu s'acclimate aisément à ces latitudes paisibles sans en percevoir ni en mesurer les dangers[15]. L'esprit désinvolte peut facilement se laisser troubler par des théories absurdes qui arrivent à faire passer leur obscurité pour de la profondeur.

Alors que signifie réellement le concept de preuve ? Cette locution est en réalité relativement récente puisqu'elle ne semble pas avoir existé dans le latin classique. Elle émerge plutôt au XVIIème ou au XVIIIème siècle. Son étymologie renvoie à ce qui est digne d'être approuvé, c'est-à-dire qui se soumet à des « épreuves ». C'est donc au nom de la preuve et de son intérêt structurant que les esprits produisent tant d'efforts, allant jusqu'à des circonvolutions intellectuelles pour s'évertuer à déterminer ce qui relève du plausible. En somme, la preuve médicale ne répond pas aux exigences de la dichotomie du « vrai » et du « faux » mais à la résistance face à des mises à l'épreuve qui attestent de sa vraisemblance.

Les recherches sur ce concept doivent de ce fait s'interroger sur les processus qui l'établissent et examiner les prédicats qui contribuent à la façonner. Pour le dire autrement, il est aujourd'hui possible d'accéder à un grand nombre de connaissances grâce à la technologie, en revanche, rares sont les personnes qui sont en mesure d'expliquer leur genèse. C'est-à-dire qu'il est difficile de restituer l'histoire des découvertes, les logiques qui les ont accréditées, les réserves formulées à leur encontre, les conflits qui les ont opposées à d'autres idées. Pouvoir rendre compte de ces étapes est pourtant la seule façon

---

[15] Laurent De Sutter évoque nombre de ces éléments dans son récent ouvrage : *Pour en finir avec soi-même*, Paris, PUF, 2021.

d'établir une distinction parmi des propositions qui répondent à la question : pourquoi « ce qui est » se présente sous la forme où nous le connaissons aujourd'hui ? La réponse vient de la connaissance qu'il est possible de se procurer, justement, sur les connaissances médicales. C'est tout l'intérêt de l'épistémologie dite historique. Sans cet effort, le rapport entretenu avec les connaissances relèverait de la croyance. C'est-à-dire qu'il y aurait une adhésion de principe à quelque chose qu'il n'est pas exactement possible d'expliquer, ou qui se réfère à une évidence. La preuve médicale du XXIème siècle doit se soumettre à un véritable examen en s'efforçant de contourner les écueils qui prennent les conventions pour des vérités indiscutables.

La preuve s'intéresse aux différents visages de la médecine dont les représentations contre-intuitives sont importantes. Il existe par exemple un contraste entre une hypothèse diagnostique et la confiance souvent surestimée que lui accordent les professionnels. Il en est de même pour l'image emblématique du médicament. L'intérêt modeste que lui attribuent les soignants est illustré par le « British Medical Journal » qui leur a demandé d'énumérer les 15 découvertes les plus importantes en médecine depuis 1840. Sur les 180 dernières années, seules deux d'entre elles pouvaient être considérées comme des outils thérapeutiques[16]. Ils n'ont mentionné ni les antidépresseurs, ni les statines, ni les antihypertenseurs, ni les anti-inflammatoires alors qu'ils sont allègrement prescrits.

Si la preuve médicale doit être relativisée sur certains points, elle doit aussi émerger sur des terrains où on ne l'attendait pas. Les constats effectués dans la vie ordinaire des soignants obligent à réaliser que quoi qu'ils fassent, ils s'exposent à des univers variés avec lesquels ils doivent nécessairement composer. S'interroger sur les ressources permet de prendre conscience qu'elles dépendent de l'économie et de la gestion, qui résultent toutes deux de choix politiques. Ces mêmes choix

[16] STEGENGA Jacob, *Medical Nihilism*, Oxford, Oxford University Press, 2018, p.179.

impliquent une certaine conception de la santé, une certaine éthique, une certaine morale reposant sur des orientations « philosophiques ».

S'il ne fallait prendre qu'un seul exemple, celui de l'hydroxychloroquine est un parangon illustrant ces ramifications. Avec l'agitation de la crise sanitaire de 2019 des controverses ont émergé venant contrarier la quiétude d'une médecine impénétrable qui était alors vivement chahutée. Les extrapolations allaient bon train alimentant un climat de confusion généralisée. Au gré de simplifications journalistiques, la défiguration du sujet avait abouti à un débat polarisé en : pour ou contre l'hydroxychloroquine. Exposées au grand jour, les preuves médicales n'apparaissaient plus comme des données univoques, tels des éléments faisant nécessairement consensus. Des médecins indiquaient qu'ils obtenaient des résultats probants en utilisant l'hydroxychloroquine, associée à un antibiotique (l'azithromycine) pour éviter des complications infectieuses. Toutefois, les études n'indiquaient aucune différence significative (pvalue>0.05) entre un groupe pris en charge avec un traitement de référence par rapport à celui traité avec en plus de l'hydroxychloroquine et invitaient à de plus larges investigations[17]. Les essais étaient ouverts, non-randomisés, avec une variabilité des paramètres considérable et des conclusions reconnaissant leur fragilité[18]. Il faut ajouter que l'un des auteurs était également le directeur de la revue ayant accueillie sa publication, éveillant nécessairement des inconforts[19]. Les informations rassemblées étaient à première vue contradictoires. L'esprit humain se trouvait ébranlé, étant plus familier avec des choix binaires tels que : oui ou non,

---

[17] CHEN Jun et *al.*, « A pilot study of hydroxychloroquine in treatment of patients with common coronavirus disease-19 (COVID-19) », Journal of SheJiang University, 3 mars 2020.

[18] GAUTRET Philippe et *al.*, « Hydroxychloroquine and azithromycin as a treatment of COVID-19: results of an open-label non-randomized clinical trial », International Journal of Antimicrobial Agents, 20 mars 2020.

[19] « Jean-Marc Rolain » sur le site de l'International Journal of Antimicrobial Agents, consulté spécialement à ce sujet à plusieurs moments dont le dernier date du 28 mars 2020 : https://www.journals.elsevier.com/international-journal-of-antimicrobial-agents.

dangereux ou non dangereux, efficace ou non efficace. La complexité du problème n'arrivait pas à se satisfaire des dichotomies trop simplistes et imposait un certain nombre de nuances pour devenir compréhensible. En l'occurrence, dans l'urgence de la pandémie les soignants allaient devoir utiliser (ou non) ledit médicament dans l'exercice de leur art. Les médecins étaient par conséquent contraints de se référer à deux options thérapeutiques, présentées par deux figures d'autorité. D'un côté, l'OMS qui se trouvait confortée par le gouvernement français, le Haut Conseil de la Santé Publique interdisant son utilisation sauf en cas d'urgence. D'un autre se trouvaient certains Professeurs de médecine à forte notoriété qui appelaient à son utilisation dans des conditions qu'ils décrivaient lors d'interviews.

La confrontation à une situation d'urgence renvoyait le médecin à un dilemme sur la preuve médicale : faut-il prescrire de l'hydroxychloroquine ? Ce choix reposait sur la valeur que le praticien allait décider d'attribuer aux preuves en faveur de son utilisation et celles qui pourraient l'en dissuader. En fonction de sa sensibilité, les conséquences varient du tout au tout. Le dilemme moral qu'il est difficile d'éviter opposait une attitude abstentionniste en l'absence de preuve d'innocuité et d'efficacité qui respecterait l'adage hippocratique *primum non nocere* (d'abord ne pas nuire), et l'attitude antagoniste qui consisterait au contraire à donner le médicament en prenant un risque ; tout en sachant que seul le second choix pourrait participer à limiter davantage la contagion.

À travers cet exemple, on mesure sans doute davantage à quel point la médecine qui se présente depuis toujours comme un art s'aventure sur des routes croisant régulièrement celles de la société et ses exigences. Elle participe aux négociations lorsqu'il s'agit de déterminer ce qu'est la vie ou la mort, la place qu'occupe le patient dans sa prise en charge, s'invitant même dans des discussions sur les pratiques sexuelles, la parentalité, la limitation des libertés individuelles, l'éducation ou le travail. Dans ses pérégrinations elle arpente d'ailleurs essentiellement des chemins de crête. La médecine oscille effectivement entre ce qui relève de sa validité structurelle et le cadre de la société duquel elle ne peut véritablement se départir. Elle s'imprègne nécessairement de la valeur du temps qui la charrie par ses fluctuations anthropologiques[20]. La preuve médicale est par conséquent un sujet assez sensible pour avoir été sans cesse discutée au fil de l'histoire. Toutefois, en dépit de ces nombreux avatars, il semble qu'une certaine tendance se dégage permettant aujourd'hui de proposer de la discuter selon deux axes principaux : la preuve médicale est à la fois construite par sa validité scientifique (Partie I) et à la fois confrontée à des interactions avec la société (Partie II).

[20] LE BRETON David, *Anthropologie du corps et modernité*, 7ème éd. (1990), Paris, PUF, 2015, p.290.

Partie I
La validité scientifique de la preuve médicale

La preuve médicale peut tout d'abord être décrite comme quelque chose répondant à des canons méthodologiques. Ils la rendent conforme à ce que l'on nomme une connaissance scientifique. On pourra de cette façon considérer la preuve comme valide. C'est d'ailleurs à l'aune de cette exigence que la médecine contemporaine se définie. Elle s'intéresse à des critères estimés satisfaisants pour son élaboration, à la confiance placée dans les produits de santé, à la relation thérapeutique.

La nécessité des preuves semble évidente pour la médecine du XXIème siècle. S'interroger pourrait passer pour un exercice tout bonnement inutile renvoyant à un simple état des lieux de la littérature scientifique. Ce qui ne serait dans ce cas qu'un banal inventaire passerait à côté de la dimension « endogène » de la preuve. C'est-à-dire ce qui la caractérise intrinsèquement par sa résistance à des épreuves. Sa validité est subordonnée à son existence positive contrairement à des théories physiques phénoménotechniques (en termes bachelardiens). Autrement dit, elle ne saurait être qu'une simple abstraction théorique. Elle doit pouvoir être débattue dans le cadre de colloques scientifiques, ou être exposée aux patients pour qu'ils puissent décider en conscience de leur prise en charge.

L'entreprise consistant à déterminer la validité de la preuve médicale est en somme délicate et son étude généalogique est indispensable. Alors que les éloges qui lui sont attribués ne tarissent pas, les discussions sur ses fragilités sont quant à elles plus confidentielles. Tant et si bien que la visibilité de ses aspects robustes évince les prudences nécessaires pour se forger un jugement nuancé. L'influence réciproque des découvertes issues de la biologie et de celles réalisées par la clinique aboutissent à l'élaboration de théories médicales. Ces théories sont le fruit d'une construction souvent fastidieuse ayant procédé par étapes avec certaines révolutions médicales. On peut aisément comprendre que les preuves soient en somme dotées d'une certaine fiabilité. À la lumière de toutes ces exigences, il n'est pas rare de parler des preuves médicales comme d'éléments « factuels ». C'est précisément sur cette occurrence qu'il convient de s'interroger. S'agit-il d'une appellation justifiée qui pourrait reposer sur une structure suffisamment solide ou d'une hypertrophie sémantique ? Il semblerait en effet que la médecine ait tendance à considérer la preuve comme une donnée factuelle du fait des exigences de son élaboration (Ch1). Les sciences médicales permettent quant à elle d'introduire des nuances grâce à des outils capables d'en indiquer les limites (Ch2).

Chapitre 1
La preuve considérée comme un fait par la médecine

Comprendre la façon dont la preuve est considérée comme valide implique une étude rétrospective. Au XXIème siècle, la médecine s'occupe de la santé et de ses altérations. Le modèle communément admis sur lequel la pratique repose est appelé *evidence-based medicine*. Il est apparu pour la première fois dans le *Journal of the American Medical Association* et consiste à fonder son avis avec « l'utilisation consciencieuse, explicite et judicieuse des meilleures données disponibles dans les prises de décision relatives aux soins à donner aux patients individuels »[21]. Il conteste *in fine* tout ce qui valorise une preuve par le moyen de procédures assez floues basées sur la seule appréciation du praticien. D'autant plus que ces opérations sont soumises à de nombreux paramètres susceptibles d'altérer la qualité de son jugement. Ce « récent » modèle promeut au contraire une médecine plus exigeante se référant à des données parfois qualifiées de « factuelles ». Il cherche à déjouer les adeptes de l'autorité qui avaient pris leurs quartiers dans l'enseignement académique. Pour autant, l'*evidence-based medicine* n'est pas non plus en quête d'une connaissance apodictique puisqu'il s'agit davantage de spécifier des incertitudes. Dans cette entreprise, les praticiens souffrent d'un handicap considérable en ne disposant pas des moyens de savoir à quoi sont réellement dues les améliorations potentielles qu'ils obtiennent. C'est pour cette raison que la médecine a besoin de théories qui la soutiennent, de l'épidémiologie, de procédures de tests pour l'évaluer, bien que cette acceptation soit laborieuse. Elle est jugée trop délicate à appréhender, trop complexe et surtout trop dépossédante des facultés de juger des

[21] SACKETT David *et al.*, « Evidence Based Medicine : What It Is and What It Isn't », BMJ, 312, 1996, p.71,72.

soignants[22]. Aussi, la médecine du XXIème siècle s'appuie sur des preuves cherchant à rendre compte du fonctionnement de l'organisme (A) et à évaluer son arsenal thérapeutique (B).

A : Un établissement par le fonctionnement de l'organisme

Pour considérer les preuves issues de l'*evidence-based medicine* comme factuelles celles-ci doivent reposer sur des données obtenues par des investigations rigoureuses. Leur collection doit aboutir assez logiquement à des théories qui renseignent sur le fonctionnement de l'organisme (1). Bien que cette organisation soit une des conditions qui garantisse la compréhension la plus précise, son caractère séduisant ne reflète pas pour autant la totalité des moyens permettant d'appréhender l'humain dans le champ médical[23]. Les théories constituées supportent des ajustements qui viennent les améliorer (2).

1 La genèse des théories

En termes scientifiques les supports permettant de disposer de preuves sur le fonctionnement de l'organisme s'appellent des théories[24]. Elles correspondent à des lois attestant de la cohérence et de la régularité d'observations qui ont pu faire l'objet de tests. Elles se présentent comme un ensemble d'hypothèses ayant une apparence systématique qui autorise à effectuer des prédictions au sujet de phénomènes. Aujourd'hui d'importantes méthodes d'exploration permettent d'en rendre compte. Les techniques sont d'ailleurs multiples comme l'imagerie médicale, l'utilisation d'éléments et de produits du

---

[22] MORABIA Alfred, *La convergence historique de l'épidémiologie et de la médecine clinique [...]* in FAGOT-LARGEAULT Anne (dir.), *L'émergence de la médecine scientifique*, Paris, Matériologiques, 2013, p.77.

[23] ATKINS David et *al.*, « Grading Quality of Evidence and Strengh of Recommandations », BMJ, n°328, 2004.

[24] VORMS Marion, *Qu'est-ce qu'une théorie scientifique ?*, Paris, Vuibert, 2011, p.2.

corps humain. De l'IRM fonctionnelle aux examens anatomopathologiques, les investigations s'étendent de l'étude nanométrique de l'ADN à des considérations macroscopiques telles que l'exploitation de données sur le comportement de grandes populations face à un évènement. Chacun de ces niveaux d'analyse présente son intérêt et alimente les connaissances médicales.

Si au XXIème siècle ce constat semble assez évident, pendant longtemps l'absence de ces outils rendait la lecture du fonctionnement de l'organisme plutôt opaque. Il était souvent envisagé à l'aune d'idéologies ou de croyances qui s'imposaient comme des intermédiaires entre le corps et son observateur. Des fantasmes donnaient lieu à beaucoup de conjectures. Il y avait un fort confinement à une logique traditionnelle. Celui-ci a longtemps condamné les accès au fonctionnement de l'organisme. Il n'était abordable que par un prisme très étroit qui était non seulement un obstacle à son exploration, mais surtout une condamnation stricte de toute approche se voulant invasive. Le désir d'investigation était contrarié par un sentiment tantôt d'indifférence, tantôt de désintérêt quand ça n'était pas non plus un certain dégoût. L'illustration la plus classique concerne les médecins de la période hippocratique (Vème et IVème siècles avant notre ère) qui se refusaient à pratiquer la dissection par répugnance[25]. Les connaissances observationnelles de la nature des organes, des vaisseaux, étaient ignorées principalement par un manque d'exploration anatomique. Cette aversion a poussé les médecins à considérer le corps comme le fruit de raisonnements analogiques. Cette méthode n'était d'ailleurs pas forcément problématique dans la mesure où l'examen minutieux du contenant renseigne effectivement parfois sur les propriétés du contenu. De plus, la formulation des « théories » médicales était de surcroît largement dépendante de ses voisinages avec la philosophie du fait de leur apparition concomitante dans l'antiquité grecque. Si la médecine existait naturellement avant cette période, on doit

---

[25] BYL Simon, « Controverse antique autour de la dissection et de la vivisection », Revue belge de philologie et d'histoire, 1997.

aux médecins grecs la volonté pugnace de rattacher la maladie à des explications qui n'étaient pas uniquement la conséquence de punitions divines. C'est ainsi que l'empreinte des philosophes présocratiques, comme Anaxagore, permettait d'énoncer par exemple que les choses visibles peuvent fournir un accès aux choses invisibles[26]. Le continuum entre ces deux doctrines est éloquent. Des hypothèses menant à la compréhension de la partie invisible de l'organisme étaient postulées à partir d'observations de sa surface. Si la théorie des humeurs peut sembler saugrenue au regard des savoirs actuels, il ne faut pas perdre de vue que c'est en l'absence d'explorations que les esprits ont cherché à établir des connaissances. Pendant longtemps les autorités religieuses interdisaient la dissection rendant l'accès à des découvertes impossible. Les preuves sur le fonctionnement de l'organisme demeuraient *de facto* dans un registre fortement spéculatif.

C'est sans grande surprise que les avancées médicales les plus importantes se sont d'abord produites par l'anatomie. L'accès direct au corps permit d'en saisir certains mécanismes. Les connaissances pouvaient alors reposer sur une méthode descriptive classique. Les preuves reposaient alors sur la composition immédiatement saisissable des corps. Sa pratique est assez frontale puisqu'elle s'opère soit par la chirurgie soit par la dissection. Si la dissection humaine a longtemps été interdite il y eut malgré tout de sporadiques autorisations. Tel fut le cas très brièvement pour quelques autopsies au IIIème siècle avant notre ère sous le règne des Ptolémées (successeurs d'Alexandre le Grand). Ils ont su créer un climat intellectuel propice au développement des sciences ainsi qu'à des initiatives diverses en offrant d'importants moyens à la médecine pour qu'elle s'épanouisse dans la ville d'Alexandrie. On sait que c'est cette impulsion qui l'a fait devenir le centre principal d'attraction scientifique de la civilisation hellénistique[27]. Les

---

26 JOUANNA Jacques, *Hippocrate. L'ancienne médecine*, Paris, Les Belles Lettres, 1990, p.215.

27 DEBRU Armelle, « Hérophile, ou l'art de la médecine dans l'Alexandrie antique », Revue d'histoire des sciences, 1991 ; HALIOUA Bruno, *Histoire de la médecine*, Paris, Masson, 2004, p.20.

anatomistes Hérophile et Erasistrate pratiquaient même exceptionnellement des vivisections sur des criminels. Par la suite, au IIème siècle, le non moins célèbre Galien a restauré le prestige faisant défaut à la médecine depuis Hippocrate par sa production considérable d'ouvrages. Soignant des gladiateurs des cirques de Pergame et de Rome[28], ayant apporté ses soins à Commode (fils de Marc-Aurèle), Galien a rédigé une centaine de traités faisant preuve d'une ubiquité médicale remarquable. Il se place sous le patronage d'Hippocrate dont il se revendique en commentant ses théories qu'il complète par la notion de « tempérament », il dissertait sur l'examen du sujet, de l'anamnèse et de la formulation de pronostics. À la recherche de preuves matérielles de la composition de l'organisme, il s'est évertué à déterminer les causes et les traitements des pathologies. Pour y parvenir Galien a alimenté ses traités par des découvertes anatomiques réalisées sur des animaux. Il souhaitait se baser à la fois sur la raison et sur son expérience. Ce qui était une stratégie ambitieuse[29]. Cette association féconde avait pour fonction de présenter une garantie supplémentaire. Il prenait ainsi ses distances avec ce qu'il qualifiait de dogmatisme médical. Pour Galien la pratique savante advient « seulement chez des hommes de l'art, selon quelque ressemblance parmi les choses qu'ils ont trouvées par l'expérimentation »[30]. Il insistait sur le fait que les expériences menées un grand nombre de fois leur procure le statut de « théorème », au sens platonicien. C'est la répétition des observations qui attribuait de la robustesse aux preuves médicales sur le fonctionnement de l'organisme.

L'autorité incontestée de Galien était telle qu'elle s'est étendue pendant les quatorze siècles suivants pour plusieurs

---

[28] SOURNIA Jean-Charles, *Histoire de la médecine*, Paris, La découverte, 1992, p .11.

[29] VEGETTI Mario, *Les savoirs et les sciences dans la cité grecque* in PRADEAU Jean-François (dir.), *Histoire de la philosophie*, Paris, Seuil, 2009, p.80.

[30] GALIEN Claude, *Traités philosophiques et logiques* in GAILLE Marie, *Philosophie de la médecine – Frontière, savoir, clinique*, Paris, Vrin, 2011, p.169.

raisons dont la principale tient au fait que pratiquer la dissection pouvait conduire à une peine de mort pour hérésie[31]. Quelques évènements (assez tardifs) ont marqué l'histoire de l'anatomie comme les dissections de Léonard de Vinci (1452-1519). Le souhait d'appréhender plus exactement le corps humain lui a permis de réaliser des œuvres qui ont marqué l'histoire. On notera encore les enseignements obligatoires à partir du dessin de cadavres dans l'académie des arts au sein de la ville de Florence[32]. Toutefois, il a fallu attendre le XVIème siècle pour que la preuve médicale par l'anatomie soit véritablement réhabilitée par André Vésale (1514-1564). Le médecin de l'École de Padoue fut à l'origine d'une révolution dans ce domaine en publiant en 1543 : *De Humani corporis fabrica libri septem*, qui, non content d'être un traité d'anatomie, identifia les erreurs des traités de Galien qui bénéficiait jusque-là d'une autorité incontestable. Il paraît à une époque où seules quelques dissections étaient autorisées en période hivernale. Vésale considérait que d'avoir délibérément abandonné la pratique de la dissection aux barbiers avait fait perdre aux médecins la connaissance véritable des viscères et, de la même manière, que « du moment où la préparation tout entière des médicaments a été abandonnée aux apothicaires, les médecins ont bientôt complètement perdu la connaissance nécessaire des médicaments simples »[33]. Il s'agissait de ne plus idéaliser un savoir devenu trop théorique. Rendre moins imperméable la preuve anatomique devenait donc essentiel. Pour Vésale, les médecins étaient sommés de se réapproprier le corps humain *in contreto* plutôt qu'*in abstracto*. Par cette approche, le discernement du fonctionnement de l'organisme devenait plausible. Il instiguait également une rupture avec un certain

---

[31] BOUDON-MILLOT Véronique, *Galien - Introduction générale sur l'ordre de ses propres livres – Que l'excellent médecin est aussi philosophe*, Paris, Les belles lettres, 2007 ; PITROBELLI Antoine (dir.), *Contre Galien – Critiques d'une autorité médicale de l'Antiquité à l'âge moderne*, Paris, Honoré Champolion, 2020.

[32] TUBIANA Maurice, *Histoire de la pensée médicale*, Paris, Flammarion, 1995, p.134.

[33] VÉSALE André, *La fabrique du corps humain* in GAILLE Marie, *Philosophie de la médecine – Frontière, savoir, clinique*, *op. cit.*, p.188.

nombre de conventions d'enseignement de l'anatomie en encourageant par exemple les dissections publiques, ou encore en interpellant les enseignants sur l'intérêt de mentionner l'existence de variations anatomiques sur les cadavres.

Ce qui pourrait sembler anodin et relever de l'anecdote constitue en réalité un choix « éthique » de l'enseignant. Invoquer la possibilité d'enseigner des variations anatomiques en revient à poser la question plus profonde de la nature des corps, à savoir : y a-t-il un corps « universel » ou des corps « singuliers » ? Dans le premier cas, le simple fait d'évoquer des variations renvoie à l'idée qu'il y aurait un modèle de référence, et que, par défaut, tout ce qui ne correspondrait pas à cette référence serait variation. Dans le second, s'il n'y a que des cas individuels comment pouvoir procéder à une connaissance transmissible de ce qui semble relever d'une communauté relative, d'une certaine tendance à la mêmeté, ce que Paul Ricoeur appelle l'identité *idem*, en opposition à l'identité *ipsee* qui est susceptible de variations[34].

De manière générale, Vésale privilégiait les faits observés aux théories abstraites. Il veillait à ce que ces observations ne soient pas insérées trop facilement dans de quelconques doctrines qui pourraient leur attribuer une signification fantasque. Il y a dans la démarche anatomique une certaine attitude prétendant accéder à des faits considérés comme « purs ».

Au XVIIème siècle, la médecine poursuit cette dynamique en attribuant une valeur plus estimable aux éléments matériels issus de l'organisme[35]. La preuve médicale s'attache aux observations pour en produire une explication. Toutefois, une collection de données demeure insatisfaisante pour expliquer le fonctionnement de l'organisme. Pour leur donner un sens il est nécessaire d'élaborer un support théorique. C'est au XVIIIème siècle que l'expansion de la preuve matérielle façonne la

---

[34] RICOEUR Paul, *Soi-même comme un autre*, Paris, Seuil, 1990, p.12.
[35] BUNGE Mario, *Philosophie de la médecine – Concepts et méthodes*, Paris, Matériologiques, 2019, p.45.

physiopathologie. Cet épanouissement n'a pu se produire qu'avec les contributions chronologiques de Xavier Bichat qui a créé la discipline appelée histologie[36], l'invention de repères classificatoires des pathologies par François Boissier de Sauvages dont l'ouvrage *Nosologia methodica* paraît en 1763, la formalisation du terme « physiologie » dont la paternité est attribuée à François Broussais, et enfin le développement de maints outils de mesure dont le plus célèbre est sans doute le stéthoscope de Laënnec en 1816. Les critiques sont pourtant nombreuses estimant que la nosologie relève d'une « infidèle classification »[37], qu'à chaque instant « on est obligé d'admettre des exceptions aux règles par lesquelles on croit pouvoir être guidé. Rien de fixe dans leur application, rien de constant dans les plans de conduite qu'elles doivent fournir », ajoutant que le savoir théorique du médecin devient « nul au lit du malade, que son savoir pratique réside tout entier dans une sorte d'instinct perfectionné par l'habitude »[38]. Malgré ces réserves vivement exprimées, à l'aube du XIXème siècle ces matrices théoriques ont contribué à fournir une lecture de plus en plus congruente du fonctionnement de l'organisme. D'une main, la médecine semblait accéder à un idéal de construction scientifique, d'une autre elle agitait également l'idée d'en réserver l'exercice avec des garanties de nature juridique. Le début du XVIIIème siècle a connu l'édit royal de Marly (1707) et la fin du XIXème siècle la loi Chevandier (1892) accordant l'apanage exclusif de la pratique médicale aux détenteurs d'un diplôme de médecine, en écartant les Officiers de santé pourtant créés en 1803.

Les explications sur le fonctionnement de l'organisme s'étendaient désormais à différentes échelles impliquant les tissus, les organes, la physiologie des systèmes, la clinique, la nosologie et le savoir médical était protégé dans son enseignement et son exercice.

---

36 MONNAIS Laurence, *Médecine(s) et santé – Une petite histoire globale 19e et 20e siècles*, Montréal, Presses Universitaires de Montréal, 2016, p.33.
37 CABANIS Pierre-Jean-Georges, *Du degré de certitude de la médecine*, Paris, Didot, 1798, p.76.
38 *Ibid.*, p.67.

L'accumulation des méthodes d'investigation obligea progressivement à migrer d'une connaissance strictement anatomique à un modèle anatomo-physio-pathologique[39]. En 1865, Claude Bernard publie *Introduction à l'étude de la médecine expérimentale.* Il est issu d'une lignée de médecins descendant de Broussais, lui-même héritier de Bichat et avant lui de Philippe Pinel. Pour eux une maladie n'existe pas sans lésion d'organes ou de dérangement des fonctions vitales. La différence entre un état « normal » et un état « pathologique » tient d'une variation quantitative qui peut s'exprimer par des chiffres. Pourtant, ni Bichat, ni Bernard n'acceptent l'idée d'une « mathématisation » stricte de l'organisme. L'idée de réduire le corps à des données chiffrées était considérée comme excessive. Pourtant, la théorie physiopathologique propose des preuves reposant sur la conception d'une fluctuation du fonctionnement de l'organisme malgré tout souvent matérialisée par des nombres. L'objectif consistait alors à restaurer un état non pathologique, c'est à dire une situation où l'organisme se maintient dans des normes physiologiques considérées comme des valeurs biologiquement acceptables. La notoriété de Claude Bernard l'a conduit à dispenser des cours au Collège de France[40]. Ceux-ci ont d'ailleurs su trouver l'oreille attentive des personnalités de premier rang du Second Empire qui concomitamment avaient pour projet de procéder à des réformes sur l'enseignement médical[41]. Inspirés de ses travaux, une fracture entre l'hôpital et le laboratoire est apparue. La nécessité de la recherche, devenue impériale, a invité à prendre des distances avec le chevet des patients où elle se mélangeait initialement avec l'enseignement de la clinique. Accéder à une structure permettant de réaliser des expériences sur les animaux impliquait une mise à l'écart des malades. Ce qui lui a fait écrire par exemple : « je considère l'hôpital seulement comme

---

[39] MONNAIS Laurence, *Médecine(s) et santé – Une petite histoire globale 19e et 20e siècles, op. cit.*, p.34.

[40] Propos de François Dagognet dans la préface de BERNARD Claude, *Introduction à l'étude de la médecine expérimentale*, Paris, Flammarion, 2008, p.8.

[41] MONNAIS Laurence, *Médecine(s) et santé – Une petite histoire globale 19e et 20e siècles, op. cit.*, p.35.

le vestibule de la médecine scientifique »[42]. Les recherches en laboratoire accueillant des expérimentations ont permis de consacrer le divorce entre une médecine théorique appelée « science médicale » et une médecine au contact des patients appelée « pratique médicale ». Ce hiatus va demeurer béant jusqu'à nos jours où son procès est souvent invoqué pour interroger des besoins de réconciliation entre ces deux domaines différents par bien des aspects et consubstantiels par d'autres. Bien qu'indépendantes à certains égards, leurs points de convergence se manifestent régulièrement donnant lieu à des enrichissements réciproques autant qu'à des conflits parfois difficilement réconciliables.

La structuration des sciences médicales a inévitablement eu des conséquences sur la pratique médicale, notamment avec Louis Pasteur (1822-1895). Bien que l'hypothèse de germe morbide n'était pas étrangère aux philosophes atomistes, c'est avec la théorie matérialiste des germes que Pasteur a renforcé les connaissances médicales en matière de physiopathologie. Le développement de la science médicale s'est accompagné d'une accumulation de connaissances telles que la découverte de la pénicilline en 1928, illustrant à merveille la notion de sérendipité. Ce phénomène avait d'ailleurs pris une telle ampleur au début du XXème siècle que le développement de ces connaissances croissait de manière inversement proportionnelle à l'intérêt accordé au patient en tant que source d'information. Il n'incarnait plus qu'un individu en souffrance, ne fournissant que des données de seconde importance, n'étant pas en mesure de rivaliser avec le chiffrage de la glycémie ou la lecture d'une radiographie, étant réduit à un témoignage obscurcit par la maladie. Insidieusement, le patient se voyait parfois effacé de sa propre prise en charge. Son utilité modeste dans la quête de compréhension de l'organisme l'a fait devenir inessentiel et par conséquent évanescent. Pour les anthropologues, était progressivement écarté des soins « l'homme souffrant, son histoire personnelle, sa relation à l'inconscient, pour ne

[42] BERNARD Claude, *Introduction à l'étude de la médecine expérimentale*, *op. cit.*, p.257.

considérer que les processus organiques qui se jouent en lui »[43]. Il y avait là un renversement d'une logique pourtant assez ancienne qui consistait à d'abord recueillir les propos du malade lors de l'anamnèse, puis à se livrer à un examen clinique. Les preuves physiopathologiques s'intéressant au fonctionnement de l'organisme étaient devenues prioritaires. La pathologie consistait essentiellement en une « faille anonyme d'une fonction ou d'un organe »[44] et non l'altération de la santé d'une personne. La sophistication technologique n'a par ailleurs cessé de s'affiner. Elle donne accès à la connaissance des processus permettant de passer d'une collection de symptômes à la nosologie et de la nosologie à la pathologie.

Pendant que la réforme de l'enseignement médical français se poursuit au XXème siècle, aux États-Unis le rapport Flexner identifie l'hétérogénéité importante des formations médicales en 1910[45]. Préside à cette restructuration la volonté d'accorder la médecine à la démarche scientifique, de la rendre cohérente avec les découvertes récentes. Le développement des connaissances accrédite la médecine et lui fournit l'envergure d'une discipline apparentée à la science qui se dote d'éléments qui lui donnent toute la rigueur nécessaire à ses modèles, lui offrant, en quelques sortes, les moyens de ses ambitions. Par conséquent, c'est avec la « visibilité » des preuves que l'on débusque la pathologie. On la traque avec des procédés de plus en plus objectifs[46]. Les médecins semblent mieux armés pour identifier des perturbations de l'organisme et surtout, ils sont en mesure de fournir des démonstrations aux patients. La pathologie est donc « positivement » envisagée.

À la fin de la seconde Guerre mondiale, la communauté internationale s'émeut des horreurs médicales ayant été commises et couvertes par l'immunité de l'idéologie nazie

---

[43] LE BRETON David, *Anthropologie du corps et modernité*, 7ème éd. (1990), Paris, PUF, 2015, p.14.
[44] *Ibid.*, p.110.
[45] BUNGE Mario, *Philosophie de la médecine – Concepts et méthodes*, *op. cit.*, p.34.
[46] LE BRETON David, *Anthropologie du corps et modernité*, *op. cit.*, p.246.

(inoculation de germes mortels, résistance face à la faim, à l'hypothermie et aux brûlures volontaires, expérimentations sordides de toute nature) dans des camps de concentration avec la figure tristement emblématique de Joseph Mengele. Ces constats aboutissent à une succession de traités internationaux destinés à préserver les personnes de certaines aspirations ignominieuses[47]. En l'absence de règles, des initiatives se sont rendues coupables d'atrocités au nom de la recherche médicale, oublieuse du fait que la personne humaine ne peut être considérée comme un moyen. Selon les mots bien connus d'Emmanuel Kant l'humain « et en général tout être raisonnable, existe comme fin en soi, et non pas simplement comme moyen dont telle ou telle volonté puisse user à son gré »[48]. Le Code Nuremberg faisant suite au procès éponyme énonce une liste de critères à respecter lors d'expérimentations sur l'être humain initiant leur encadrement juridique. De nombreux autres documents parurent en suivant notamment la Déclaration universelle des droits de l'homme (1948), la Déclaration d'Helsinki (1964), la convention d'Oviedo (1997) au sujet du respect de la dignité humaine en lien avec l'expérimentation médicale.

À la fin de la première moitié du XXème siècle la recherche fut partiellement accaparée par des industries pharmaceutiques. La physiopathologie était alors une règle parfaitement admise comme lecture présidant à l'investigation de l'organisme, de ses dysfonctionnements et de leurs solutions. La pratique médicale (et parfois des actes chirurgicaux) intervenait sur des fonctions de l'organisme afin de supplémenter, d'inhiber, de substituer, de limiter, de détruire des agents pathogènes ou de leurs effets. L'affaire semblait entendue. Pourtant, à mesure que les connaissances gagnaient en raffinement, une complexité incontournable apparaissait. Le dévoilement des secrets de l'organisme a fait émerger des limites enivrantes. Plus le savoir s'étoffait et plus il semblait évident que les relations inhérentes

---

[47] Sur ce point on consultera l'ouvrage de Xavier Bioy, *Biodroit – De la biopolitique au droit de la bioéthique*, *op. cit.*

[48] KANT Emmanuel, *Fondements de la métaphysique des mœurs*, Paris, LGF, 1993, p.104.

aux différentes parties de l'organisme rendaient les prédictions médicales hautement incertaines. La technique augmentait proportionnellement à l'apparition d'enchevêtrements délicats. Par conséquent, la prise de conscience des brides de l'esprit humain qui cherche à éclairer cette complexité se mettait en lumière. C'est pour cette raison que les historiens de la médecine établissent des bilans sévères sur les discours grandiloquents à propos des preuves médicales. On peut par exemple lire que « la tradition physiopathologique et la tradition de la clinique individuelle, à elles seules, n'ont engendré que très rarement des progrès thérapeutiques valables. Elles ont en effet souvent échoué à prédire le résultat d'une intervention. La complexité croissante d'une physiopathologie qui ne travaille plus au niveau organique, mais au niveau moléculaire, est aussi responsable de ce phénomène »[49]. La médecine a certes permis de rendre compte de nombreux mécanismes biologiques, mais elle se heurte aux limites communes à toutes disciplines se revendiquant de la science. L'outil de prédilection qui se penche sur la structure des sciences s'appelle l'épistémologie et celle qui s'intéresse aux sciences médicales révèle son lot de subtilités[50]. Bien que cette contrainte soit parfois perçue comme une péjoration puisqu'elle oblige à des efforts mentaux considérables, les discussions sur la complexité de l'organisme obligent régulièrement à infléchir les théories médicales.

2 Les ajustements des théories

L'anatomie, la physiopathologie et l'imagerie médicale fournissent des informations précieuses. L'élaboration des théories sur le fonctionnement de l'organisme a pu bénéficier des richesses qu'elles apportent. Une fois constituées, elles donnent lieu presque aussitôt à une importante série de désillusions où se mettent en évidence des imprécisions, des

---

49 TRÖHLER Ulrich, *Surmonter l'ignorance thérapeutique : un voyage à travers trois siècles* in FAGOT-LARGEAULT Anne (dir.), *L'émergence de la médecine scientifique*, *op. cit.*, p.52.

50 LEMOINE Maël, *Introduction à la philosophie des sciences médicales*, Paris, Hermann, 2017.

paradoxes ou encore des bizarreries. Face à ces constats, les connaissances les plus récentes ne fournissent pas d'explications et obligent à effectuer des modifications, améliorer, transformer, ou même renoncer à des modèles insatisfaisants. Différentes méthodes peuvent être mobilisées pour servir ces objectifs et ne pas confiner les théories dans des espaces où elles se tiendraient à l'abri de toute confrontation au risque de les transformer en dogme. La recherche incarne un levier dans cette entreprise puisque découvrir des éléments permet de faire évoluer la pensée, parfois au détriment de connaissances antérieures. L'évolution permanente des savoirs signifie par conséquent que des transformations sont nécessaires. Des veilles sont effectuées pour demeurer réactif aux fluctuations sanitaires et pouvoir agir promptement en cas de turbulences. Deux approches parmi d'autres peuvent être mentionnées. La première concerne l'épidémiologie et la seconde l'analyse de cas témoins.

a) L'épidémiologie

L'épidémiologie est une discipline qui contribue à collecter de précieuses informations sur les pathologies, leurs modes de contagion et les stratégies permettant de leur faire face. Elle permet notamment d'apprécier la réaction d'une population à un traitement médical et d'affirmer ou d'infirmer la validité des théories qui les supportent dans des conditions ordinaires et extraordinaires, comme par exemple en cas d'épidémies. Dans le cas de la pandémie de la COVID-19 les données épidémiologiques ont indiqué le nombre de contaminations, d'hospitalisations et les effets probables d'une décision politique (comme les confinements ou le couvre-feu) sur la santé de la population. L'accumulation des données épidémiologiques renseigne sur la santé des personnes et ses spécificités (territoriales, économiques, etc.). Les observer renseigne surtout sur le fonctionnement de l'organisme dans des conditions réelles et pas uniquement celles obtenues au sein d'un laboratoire. Le sujet vivant en société est alors envisagé à partir de sa génétique mais aussi de ses facteurs épigénétiques intégrant des paramètres tels que la culture, l'hygiène de vie, l'alimentation, les catégories socio-professionnelles, la sensibilité aux actions de prévention. L'étude de ces comportements instruit sur ses fonctionnalités. Il est d'ailleurs possible de les appréhender de manière isolée ou de manière combinatoire en fonction des objectifs recherchés.

Les données épidémiologiques fournissent des preuves particulières qui indiquent des réactions à une échelle collective. Effectuer des mesures et comparer ces données implique des indicateurs (mortalité, espérance de vie, morbidité, fécondité, etc.) et des déterminants (facteurs de risque, etc.). Si leur regroupement ne permet pas toujours d'obtenir des résultats quantitativement aussi importants que des essais cliniques, il ne faut pas perdre de vue qu'ils recherchent surtout à évaluer la cohérence d'une théorie et de son application sur la santé des personnes dans des conditions de vie réelles et non des régularités statistiques sur un aspect précis de l'organisme en réaction à une molécule administrée. Une analyse épidémiologique est souvent de moins grande puissance qu'une méta-analyse qui permet de collecter des données très importantes. Pour autant, elles sont plus représentatives puisqu'elles correspondent aux conditions authentiques de l'existence des personnes en les observant dans leur environnement ordinaire. Un essai clinique, quant à lui, cherche le plus possible à éliminer ce que l'on appelle des facteurs de confusion. Pour le dire autrement, l'idée consiste à éliminer (ou en tout cas de minimiser) ce qui est susceptible de perturber la compréhension des résultats de la recherche. Par exemple, on observe que les buveurs de café ont un risque plus élevé d'avoir un cancer du poumon. Pour autant, il ne faut pas omettre que les buveurs de café sont aussi souvent des fumeurs. Si ces personnes présentent des risques plus élevés de développer un cancer du poumon, celui-ci s'explique davantage à cause de leur consommation de cigarettes bien qu'à première vue l'énoncé invitait à une autre compréhension. C'est pour cette raison que dans les essais cliniques, ces données parasites permettent d'aboutir à des données statistiquement plus intéressantes. L'échantillon est donc mathématiquement le plus « pur » possible. Une conséquence inévitable est aussi que plus les facteurs de confusions sont réduits et moins les études sont représentatives dans la mesure où elles s'éloignent de la réalité qui présente des comportements « impurs » et délicats à modéliser[51]. En somme, l'épidémiologie permet de confronter de manière plus représentative les conséquences des théories médicales. Elle les observe avec la réalité du terrain. Elle se place dans une position où elle est en mesure d'exiger des révisions. Il arrive en effet que le réel ne semble pas correspondre à ce qui était logiquement attendu. Cet étonnement invite à considérer trois possibilités. Soit les études épidémiologiques ont été mal réalisées (ou mal analysées), soit la mise en place des pratiques médicales a présenté des anomalies, soit la théorie médicale doit être interrogée.

Pour l'illustrer on peut utiliser l'exemple de l'huile de foie de morue qui ne serait ni bonne ni mauvaise pour le cœur selon une revue systématique de 2012[52]. Malgré les 68 000 données qui étaient analysées, elle ne permet de comprendre le fonctionnement de l'organisme que par soustraction. Elle n'atteste que de l'absence d'action significative de l'huile de foie de morue. Si cette information participe à l'explication de certains mécanismes ce n'est que de manière extrêmement parcellaire. Un autre exemple est celui des polypathologies. Elles sont de plus en plus fréquentes à mesure que les sujets avancent en âge. L'exemple du diabète est assez signifiant puisqu'il constitue un facteur de risque cardiovasculaire majeur. Or, dans les essais cliniques on souhaite souvent exclure tous les sujets diabétiques afin d'éviter un facteur de confusion attaché à cette maladie. Pourtant, dans la population réelle « cette comorbidité est assez fréquente pour que les résultats observés sur une maladie cardiovasculaire isolée ne soient

---

[51] CARTWRIGHT Nancy, MURO Eileen, « The Limitations of Randomized Controlled Trials in Predicting Effectivness », Journal of Evaluation in Clinical Practice, 2010.

[52] RIZOS Evangelos et *al.*, « Association between omega-3 fatty acid supplementation and cardiovascular disease events : A systématic review and analysis », Journal of the American Medical Association, 308, 2012.

transposables qu'avec de sérieuses limitations »[53]. Les investigations épidémiologiques ne sont pas exposées à ces limitations méthodologiques et permettent d'identifier le public à risque, de dégager ses caractéristiques principales, le cas échéant de décrire les mécanismes possibles de transmission des pathologies eu égard à leur rapidité et leur propagation. Des enquêtes sont régulièrement menées pour donner une photographie de l'état sanitaire des populations aux institutions à une échelle nationale et supranationale. Des veilles sont réalisées et des missions d'évaluations sont conduites dans les meilleurs délais pour identifier les risques susceptibles de se manifester et d'être en mesure de réagir dans les conditions les plus brèves face à des perturbations.

b) Le cas témoin

L'étude de cas témoin quant à elle se focalise sur des situations précises où un phénomène semble étrange et attire la curiosité scientifique. Les analyses épidémiologiques et celles de cas témoins ne sont pas en tous points étrangers en ce sens qu'elles sont toutes deux confrontées à la même difficulté de considération, à ceci près que le cas témoin est parfois en plus auréolé d'un certain mépris. L'opprobre qui lui est accordé vient du fait que l'étude d'un cas isolé ne semble pas pouvoir rivaliser avec des essais cliniques, plus prestigieux, plus coûteux, plus impressionnants, en mobilisant parfois des dizaines de milliers de données. Face à la puissance de tels moyens on est en droit de s'interroger sur l'utilité de faire un récit ne portant que sur un cas. Cet outil est néanmoins insuffisamment exploité face aux essais qui entraînent souvent des effets plus visibles dans les milieux académiques, politiques ainsi qu'auprès du grand public. La quantité impressionne, donne du crédit, rend probable, voire vraisemblable. Dans un paradigme mécaniste faisant l'éloge de la matérialité elle accroit la sensation de validité de la preuve médicale. Il est plus aisé de fabriquer du « valide » quand on dispose déjà de vraisemblable. La répétition quantitative des observations

[53] LEMOINE Maël, *Introduction à la philosophie des sciences médicales*, *op. cit.*, p.107.

soumises à des expérimentations octroie de la puissance puisqu'elle accorde un gage de fiabilité[54]. L'analyse portant sur le cas d'un patient n'a naturellement pas vocation à se généraliser sous peine de recourir à ce que l'on nomme « l'induction » qui est un mécanisme relevant de l'inférence probabiliste. Il transforme un cas en une généralité par un élargissement qui n'est pas certain. Par conséquent, c'est un danger duquel il faut se prémunir. L'extrapolation est une tentation qui peut être séduisante par son caractère simpliste, mais sa validité demeure hautement hypothétique.

Consciente de son évidente limite, l'étude de cas fournit toutefois des éléments précieux en termes de compréhension des théories médicales. Si l'anatomie et la physiopathologie renseignent sur le fonctionnement de l'organisme en établissant les théories qui structurent les données observées dans une démarche nomothétique[55], les études de cas témoins attestent au contraire de certaines discordances avec un caractère idiographique[56]. Bien que ces deux approches coexistent en médecine elles poursuivent des intérêts qui leur sont propres. En l'occurrence, le caractère idiographique de l'étude de cas aspire, sans prétendre à déceler des règles aux prétentions universelles, à identifier des preuves au sujet de potentielles insuffisances des théories médicales. Ils mettent en valeur de récalcitrants constats de leurs imperfections. C'est une acceptation douloureuse qu'il faut pourtant supporter. Les analyses n'ont pas pour vocation de réduire systématiquement les théories à néant. Elles peuvent toutefois être simplement enrichies dans certaines circonstances.

De manière générale les études de cas sont souvent l'occasion d'émettre des observations sur des situations cliniques singulières, ou encore de révéler des anecdotes parfois

---

[54] BERNARD Claude, *Introduction à l'étude de la médecine expérimentale*, *op. cit.*, p.230.
[55] Une démarche nomothétique établit des déductions à partir de lois (*nomos* en grec).
[56] L'idiographie est l'observation de cas individuels qui ne cherche pas pour autant à universaliser ses observations.

cocasses. Tel fut le cas en 2001 lors de la publication d'une radiographie d'une patiente boulimique qui avait avalé sa brosse à dents[57]. Au-delà du caractère parfois drolatique de certaines publications, les cas témoins ne sont pas seulement destinés à l'amusement des professionnels. Ils analysent surtout des situations où la théorie ne semble pas parfaitement s'appliquer de telle sorte à procéder à des ajustements futurs.

Il faut emprunter l'exemple de l'erreur de diagnostic pour saisir ce qui se joue véritablement dans l'étude de cas témoins. Elle montre les conditions dans lesquelles la clinique médicale a pu faillir. Le diagnostic est considéré comme une décision. Celle-ci se fonde sur certains nombres d'éléments de preuve qui reposent sur des connaissances médicales. Les médecins ne sauraient se fier à un instinct magique dont ils auraient hérité à l'Université tel un bagage que l'on reçoit à la remise des diplômes, mais à une somme de données considérées comme valides. Outre la défaillance technique du professionnel, l'erreur de diagnostic est une situation où l'imparfaite théorie (par essence) aboutit à une mauvaise appréciation d'une situation clinique. Le danger principal qui en découle est un retard dans la prise en charge, ou une prise en charge inadaptée, elle-même pourvoyeuse de risques indésirables. L'affaire est entendue. Pourtant seuls quelques exemples permettent réellement de se figurer ces enjeux. Évoquons une étude de cas qui avait rapporté une hernie discale découverte chez un jeune patient lors d'une paralysie aiguë de ses membres inférieurs. Assez naturellement il a été supposé que cette hernie discale était responsable des atteintes neurologiques du fait de la compression des racines nerveuses (qui se situent au niveau de la portion basse de la colonne vertébrale). Or ce diagnostic était inexact malgré le fait que cette situation semblait parfaitement classique et n'aurait pas dû poser de difficultés de compréhension dans la mesure où les connaissances en vigueur s'appliquaient parfaitement. Un morceau de disque intervertébral oppresse une partie du système nerveux. Lequel

---

57 FAUST Jusuts, SCHREINER Oliver, « A swallowed Toothbrush », The Lancet, 357, 2001.

correspond au problème ressenti dans les membres inférieurs. Malgré cela, à l'issue d'un traitement chirurgical destiné à prendre en charge la hernie discale le patient ne présentait toujours aucun bénéfice. En réalité, il s'est avéré qu'en plus le patient présentait une polyradiculonévrite (une pathologie auto-immune à l'origine de ses symptômes). L'intervention chirurgicale était donc inutile et dangereuse de surcroît. Toutefois, la présence de la hernie a assez logiquement conduit les professionnels à établir un lien de causalité entre hernie discale et paralysie des membres inférieurs. L'erreur apparue est issue d'un systématisme consistant à associer des symptômes à une étiologie bien connue dans son mécanisme physiopathologique, qui, tout en demeurant plausible, est insuffisant pour répondre à toutes les situations cliniques. Les médecins ont absolument cherché à « rattacher de force » les symptômes et la hernie discale ayant échoué dans l'établissement du diagnostic de la polyradiculonévrite[58]. Ces informations n'invalident pas les théories physiopathologiques mais permettent de modifier les méthodes de diagnostic en clarifiant certains éléments sur lesquels ils reposent.

Le cas témoin est également bénéfique dans des situations où coïncident étrangement des pathologies chez une même personne alors qu'aucun lien évident ne permet de les connecter. Établir ces constats peut tout à fait s'en tenir à une simple corrélation, mais parfois ils indiquent aussi la preuve d'insuffisances de certaines connaissances. Ils peuvent être susceptibles d'infléchir les théories par l'apport d'éléments nouveaux. Par exemple il est possible d'avoir en même temps une pathologie de la peau où se dépose et s'accumule de la mucine, ou de développer un cancer de la thyroïde plutôt rare. Ces deux affections semblent se présenter avec des mécanismes singulièrement différents, ne partageant que peu de choses sur le plan physiopathologique. Pourtant, le fait qu'elles soient peu fréquentes attire l'attention si elles se manifestent concomitamment chez une même personne. Dans la résolution

---

[58] STEICHEN Olivier, *La médecine factuelle et les rapports de cas* in FAGOT-LARGEAULT Anne (dir.), *L'émergence de la médecine scientifique*, *op. cit.*, p.237.

de ce questionnement plusieurs hypothèses peuvent être formulées. Soit leur apparition concomitante est le fait du hasard, qui relève en l'espèce d'une malchance épouvantable, ce qui est toujours possible et qu'il ne faut pas occulter, soit il existerait un lien d'engendrement de l'une vers l'autre, soit l'apparition de la première crée des dispositions favorables pour « accueillir » la seconde, soit leurs mécanismes physiopathologiques possèdent quelque chose en commun expliquant leur survenue dans une même temporalité. À cet égard en 2006 un article portant sur un cas témoin rapportait justement un cancer médullaire de la thyroïde et une mucinose dermique présents chez une même personne dans la *Revue de Médecine Interne*[59].

Plus généralement, les études de cas permettent de dresser des constats, d'alerter en focalisant l'attention des chercheurs sur des situations qui méritent des éclaircissements. Ils ont par exemple eu pour fonction d'indiquer de potentielles orientations de recherche lors de l'apparition du Syndrome d'Immuno Déficience Acquise en 1981, en l'absence de connaissances médicales sur le sujet. L'étude de cas est aussi une façon de participer à des veilles en termes de pharmacovigilance. C'est à l'issue d'observation de deux cas d'insuffisance rénale chez des sujets âgés suite à la prise d'héparine (un médicament anticoagulant) que des interrogations ont émergé sur la pertinence de son usage dans certaines situations d'embolie pulmonaire, de phlébite ou d'infarctus de myocarde[60].

B : Une validation par la performance des traitements

L'*evidence-based medicine* est le courant qui emporte actuellement l'assentiment général. Elle relègue la

---

[59] FERY-BLANCO Cécile et *al.*, « Mucinose dermique faciale associée à un cancer médullaire de la thyroïde sporadique métastatique », La Revue de Médecine Interne, vol 27, 2006.

[60] GRATEAU Gilles et *al.*, « Accidents hémorragiques graves lors d'un traitement par héparine de bas poids moléculaire. A propos de deux observations », La Revue de Médecine Interne, vol 18, 1997.

physiopathologie à un simple outil explicatif alors qu'elle fut, pendant un certain temps, suffisante pour donner un statut à une preuve. Ce modèle est régulièrement envisagé comme synonyme de randomisation, de techniques en aveugle, de placebo, de calculs et de validité mathématique. Ce qui indique que dans l'air du temps le seul véritable enjeu inhérent à la preuve médicale porte sur l'évaluation des outils thérapeutiques. Il s'agit pour les professionnels de prendre des décisions les plus éclairées pour mettre en rapport les connaissances scientifiques et les situations singulières dans lesquelles se trouvent les patients. L'importance de la preuve est capitale puisqu'elle se loge véritablement au cœur de ce modèle. L'histoire de la médecine révèle que les preuves ont d'abord cherché à objectiver les traitements employés (1). Puis, leur développement contemporain a abouti à l'utilisation d'outils désormais emblématiques qualifiés d'essais cliniques (2).

1 D'une efficacité alléguée aux tentatives d'objectivation

Pendant longtemps les théories médicales ont souffert d'un grand nombre de fragilités. Les plumes les plus autorisées indiquent qu'avant le XXème siècle « très souvent le nom des maladies a été donné au hasard »[61] et le succès d'une thérapeutique n'était envisagé qu'à l'aune de l'expérience (très variable) des médecins qui les appliquaient. Pour le dire simplement, les preuves étaient toujours attachées aux discours des médecins. C'est après avoir maintes fois donné un remède à un patient qu'on leur attribuait tant bien que mal une signification phénoménale probabiliste. En se basant sur des déductions et du bon sens, des constats emmagasinés forgeaient la conviction du médecin. L'action sur le patient dépendait d'une construction très approximative de sa souffrance et des moyens mobilisés pour y remédier. D'autant plus qu'ils ne disposaient d'aucun outil fiable pour évaluer la situation

[61] BERNARD Claude, *Introduction à l'étude de la médecine expérimentale*, *op. cit.*, p.240.

clinique avant et après leur intervention. Pas d'électrocardiogramme, pas de bilans biologiques, pas de radiographies pour établir une efficacité objective.

Bien que des traces d'expérimentations se trouvent ici et là dans des traités médicaux qui ne sont pourtant pas si rares comme chez Galien au IIème siècle ou chez Avicenne au Xème siècle parmi d'autres, l'histoire des succès thérapeutiques était la plupart du temps indéfectiblement liée aux récits individuels et à l'utilisation de certaines recettes. La limite qu'il faut leur reconnaitre tient naturellement à la grande subjectivité du récit. De plus, les observations s'associent presque toujours à une signification variable en fonction des croyances individuelles. Lorsqu'un patient consulte son médecin pour une douleur quelconque et qu'il reçoit un traitement, plusieurs hypothèses peuvent expliquer l'amélioration de son état de santé. Parmi ces hypothèses, on peut simplement se contenter de mentionner que l'efficacité vient effectivement du traitement ; ou bien de l'effet du temps qui entraine une évolution spontanément favorable des maux (indépendamment du traitement) ; ou bien le traitement a agi sur autre chose qui a eu pour conséquence secondaire prévisible (ou non) une amélioration de la problématique ; ou bien le traitement a agi sur autre chose qui a détourné l'attention du patient ayant eu notamment pour conséquence l'activation de systèmes soulageant sa douleur ; ou bien le traitement a réveillé quelque chose d'autre qui minimise l'impact de son affection lui donnant la sensation qu'elle s'estompe. Il est également possible que plusieurs de ces hypothèses se cumulent à condition qu'elles ne soient pas biologiquement incompatibles ou que d'autres explications encore plus complexes soient envisagées. L'efficacité d'un traitement se trouve largement contrariée par ces approximations. Ceci est d'autant plus perceptible si deux médecins, forts d'une longue expérience, énoncent recourir à des méthodes contradictoires pour un même cas qui seraient toutes les deux présentées comme efficaces. Il deviendrait alors totalement impossible de déterminer lequel des deux à raison ou pire encore, si tous les deux se trompent. C'est ce que met fort justement en valeur Cabanis au XVIIIème siècle.

« Lorsqu'Hippocrate dit oui, Galien dit non, n'est-on pas en droit de présumer que les règles d'après lesquelles ils observent et jugent, n'ont aucune base commune aux bons esprits ; que par conséquent elles sont, de part et d'autre futiles et vaines ? »[62].

C'est ainsi que Philippe Pinel (1745-1826) prit conscience de l'intérêt de procéder par étapes. La première consistait à établir des collections de données médicales. Cette initiative était un canevas destiné à esquisser un cadre dont la vocation était de fournir aux médecins une méthode commune. Il s'agissait de contourner l'écueil de l'aspect protéiforme des pratiques qui rendait impossible toute compréhension scientifique de la médecine. Sans critères de validité communément partagés l'établissement de preuve était une entreprise qui s'exposait automatiquement à d'importantes contestations. C'est en ce sens que Pinel manifestait une volonté pugnace de structurer la médecine, d'organiser sa rationalisation, d'en tisser les contours. Il était d'ailleurs spécialisé dans les troubles mentaux dont la discipline était également à l'état de construction[63]. Considéré comme un des fondateurs de la nosologie (la discipline médicale permettant de classifier les pathologies) il a développé une méthode de recueil des observations cliniques qui fut publiée en 1802 et dont le titre se dispense de commentaires : *La médecine clinique rendue plus précise et plus exacte par l'application de l'analyse – Recueil de résultats d'observations sur les maladies aiguës*. L'objectif était de déterminer les pathologies par l'identification de certaines informations à l'aide de critères précis. C'est dans cette continuité que Pierre-Charles Alexandre Louis (1787-1872) a mis au point une méthode de recueil d'observations à l'aide d'un outil qui fera date. Médecin à l'origine d'une controverse importante sur l'effectivité des saignées, Pierre-Charles Alexandre Louis a élaboré un protocole permettant d'identifier avec encore plus de précisions les antécédents des

---

[62] CABANIS Pierre-Jean-Georges, *Du degré de certitude de la médecine*, *op. cit.*, p.95.

[63] FOUCAULT Michel, *Histoire de la folie à l'âge classique*, Paris, Plon, 1961.

patients, l'histoire de la pathologie, les données issues de l'examen clinique, ou encore les résultats de l'examen *post mortem*. Progressivement, l'établissement de critères rigoureux s'inscrivait dans une dynamique d'objectivation de l'état de santé du patient et des prises en charge qui lui étaient proposées.

Si l'étape préliminaire a consisté à collecter des données avec une certaine application, il fallait encore établir la preuve que la pratique médicale présente une efficacité. Considéré comme le fondateur de la médecine expérimentale, c'est au XIXème siècle que Claude Bernard a insisté sur l'intérêt d'établir une méthodologie de la recherche. Il s'est interrogé fondamentalement sur ce qui caractérise le succès d'un traitement. Dans l'ouvrage magistral qui a accentué à sa célébrité déjà bien établie : *Introduction à l'étude de la médecine expérimentale* (1865) il énonce notamment que la médecine doit emprunter aux autres sciences leurs méthodes et mettre un terme à l'habitude récalcitrante de l'approximation[64]. Il était profondément habité par une volonté de copier les arcanes de la démarche scientifique (en l'occurrence hypothético-déductive) pour l'appliquer à la médecine. Elle était en effet le parent pauvre de l'accroissement des connaissances en comparaison aux mathématiques qui ont connu au XVIIème siècle un certain nombre d'avancées avec Pierre de Fermat, à la philosophie grâce à la notoriété de Francis Bacon ou de René Descartes, quant à la physique, elle avait croisée le chemin d'Isaac Newton au début du XVIIIème siècle. Conscient de l'ampleur du chantier intellectuel qui se dresse face à lui, Claude Bernard prit l'exemple illustratif pour l'analyser : celui d'un médecin qui après son intervention observe la guérison de son patient. Le professionnel, assez logiquement, imagine que cette guérison lui est attribuée. Pourtant, celle-ci est en parallèle en compétition avec l'évolution spontanée de la pathologie qui peut également la conduire vers la guérison. La preuve de l'efficacité d'un

64 BERNARD Claude, *Introduction à l'étude de la médecine expérimentale*, *op. cit.*, p.52.

traitement médical est donc délicate à établir dès lors que la nature conduit parfois les individus à recouvrer la santé sans intervention extérieure. Établir une distinction entre l'action physiologique de l'organisme appelée homéostasie, c'est-à-dire un mécanisme permettant de s'autoréguler, et l'action médiale est alors impossible. D'autant plus que l'intervention médicale peut tout à fait par inadvertance favoriser les mécanismes d'homéostasie à son insu, complexifiant encore un peu plus la capacité de discernement du praticien. Après avoir notamment étudié la fonction glycogénique du foie, Bernard identifia des différences quantitatives entre des états pathologiques et des états non pathologiques. Ces découvertes lui ont fait conclure que l'état pathologique se distinguait de l'état considéré comme normal par des variations chiffrées, c'est à dire mesurables, et, en quelque sorte, « mathématisables ». Il était possible de procéder à une mutation de la médecine en la conduisant de l'appréciation clinique (relevant du funambulisme), à une science reposant sur des exploitations objectives de données indiquant le bon fonctionnement d'un individu et ses altérations. Revenir à un état sain consistait à réintégrer des normes de référence, à l'image du taux de glucose dans le sang. En-dessous, il y a déficit, au-dessus il y a excès, entre les deux la santé est possible. Bien qu'en ayant trouvé une façon de convertir le corps en données chiffrées pour essayer d'élever la médecine au rang de science, il n'arrivait pas non plus à se résoudre à l'idée de la réduire totalement à une arithmétique de l'organisme. On ne sait si c'est son aversion pour les statistiques qui l'a amené à conclure que les trop grandes variables du vivant rendaient sa mise en équation impossible, ou l'inverse. Pris dans l'étau de pulsions paradoxales il admettait la présence de grandes variabilités biologiques. Leur simple existence rendait les tentatives de généralisation très délicates par leurs approximations. Par conséquent, les théories médicales étaient estimées très précaires et de toute façon probabilistes face aux imprévus qui jalonnent sans cesse la pratique[65].

---

65 *Ibid.*, p.241.

C'est essentiellement au XXème siècle que les méthodes d'objectivation connurent des renforcements nouveaux. Austin Bradford Hill (1897-1991) présentait une méthode permettant de recourir aux mathématiques cette fois sans complexe et de manière totalement assumée pour obtenir des gages plus probants de l'efficacité d'un traitement médical. L'invasion des statisticiens a en réalité contribué à révolutionner l'épistémologie des sciences médicale. Selon les mots de Hill lui-même, il s'agissait en effet d'introduire une nouvelle façon d'aborder « philosophiquement »[66] la preuve en médecine. On notera ici l'emploi d'un terme qui suscite parfois des allergies ou des rejets épidermiques chez les soignants oublieux que ces tentatives étaient conscientes de leurs liens étroits avec le monde des concepts. Dans un article majeur publié en 1937 Hill développe une approche expérimentale au détriment de l'approche classiquement appelée : observationnelle[67]. Il devint ainsi l'un des pionniers des essais cliniques médicaux qui connaitront un destin glorieux à l'aube d'un siècle qui les anoblira avant de les sacraliser[68]. L'essai clinique étudiait les variabilités du vivant entre des états pathologiques et des états sains par l'intermédiaire de calculs statistiques. La notoriété de Hill lui vint particulièrement de ses essais sur la streptomycine pour le traitement de la tuberculose pulmonaire. Sur le plan scientifique, son importante notoriété n'était pas à attribuer au succès de la création de l'antibiotique, mais surtout à mettre sur le compte de la rigueur méthodologique employée pour obtenir ses résultats. Son histoire est d'ailleurs assez singulière puisque Hill semblait avoir lié son destin à celui de la médecine. Contaminé par la tuberculose lors de la première Guerre mondiale, il dû renoncer aux études médicales. Malgré cet obstacle, son attachement viscéral et tenace s'est exprimé par son orientation vers l'économie en 1922 qui l'a d'abord conduit

---

66 HILL Austin Bradford, « The Philosophy of the Clinical Trial », The National Institutes of Health Annual Lectures, Public Health Service Publications, n°388, U.S. Government Printing Office, Washington, 1953.

67 HILL Austin Bradford, « Principles of Medical Statistics », The Lancet, 1937.

68 GAILLE Marie, *Philosophie de la médecine – Frontière, savoir, clinique*, Paris, Vrin, 2011, p.161.

à pratiquer l'épidémiologie avant de rejoindre Greenwood, qui était lui-même l'ancien « disciple » du biostatisticien Karl Pearson[69].

À ce propos, c'est dans cette période qu'un conflit épistémologique au sujet de la preuve a opposé deux mathématiciens qui étaient pourtant tous deux étrangers à l'univers de la médecine : Ronald Fisher et le susmentionné Karl Pearson. En ce temps, Pearson était une des figures principales des statistiques sur le plan académique. Cela n'avait pourtant pas découragé le jeune et sulfureux Fisher d'émettre des critiques sur ses travaux en 1917 et surtout de renoncer à un poste qu'il lui avait pourtant proposé en 1919. Cette attitude inhabituelle était un aveu de pédanterie particulièrement offensant. Après cet épisode, il put néanmoins publier quelques travaux qui lui ont donné une réputation considérable. En 1933, Fisher s'était enfin résolu à partager la chaire universitaire du maître Pearson fraichement retraité avec son fils, Egon Pearson. Entre temps, alors qu'il s'adonnait à des recherches dans le milieu agricole, il publia en 1925 un ouvrage très influent : *Statistical Methods of Reaserach Workers*, suivi de *The Design of Experminents* en 1935 (son *best-seller*). C'est surtout ce dernier ouvrage, paru en différentes langues, qui a conféré à l'essai clinique contrôlé et randomisé sa superbe, dont l'influence a persisté jusque dans les années 1990. En les appliquant à la médecine, les modèles mathématiques mobilisent des critères objectifs permettant de déterminer s'il existe une différence statistiquement significative entre deux groupes de patients après l'administration d'un traitement.

En effet, la preuve médicale de l'efficacité dépend absolument des réponses apportées à la résolution de ce problème. Pour accroitre la certitude il faudrait idéalement analyser les effets d'un traitement sur l'ensemble d'une population. Ce qui est en pratique impossible. C'est pour cette raison que les méthodes consistent à recourir à un échantillon

---

69 AMANN Jean-Paul, *La philosophie de l'essai clinique selon Austin Bradforf Hill* in FAGOT-LARGEAULT Anne (dir.), *L'émergence de la médecine scientifique*, *op. cit.*, p.118.

auquel il sera inféré une certaine validité. Cette validité sera par la suite transposée à la totalité de la population si et seulement si certaines conditions sont respectées. Il est postulé que l'échantillon partage les caractéristiques de la population entière. La question est de savoir si sur une population donnée de personnes qui serait atteinte d'une pathologie X, un nouveau traitement médical pourrait présenter plus d'efficacité que le traitement habituel (qui est souvent qualifié de « traitement de référence »). Tout l'enjeu consiste à rechercher une différence significative entre les deux groupes par des tests statistiques. Ces outils doivent théoriquement réduire le plus possible la part d'appréciation subjective que l'on pourrait se faire de la situation et fournir la preuve que le nouveau traitement est : identique, plus efficace, moins efficace que le traitement de référence (ou le cas échéant qu'un traitement placebo).

Considérons que deux groupes de même taille A et B soient constitués avec une répartition aléatoire de 100 personnes qui sont atteintes de la pathologie X, soit 50 personnes par groupe. Le groupe A (50 personnes) reçoit le nouveau traitement et le groupe B (50 personnes) reçoit le traitement de référence. Plusieurs cas de figure peuvent se présenter et mettre en lumière toute la difficulté qui consiste à apprécier le moment où l'on estime qu'une différence existe véritablement entre les deux entités renvoyant au dilemme philosophique de la frontière. Autrement dit, il s'agit d'identifier le moment où une valeur est suffisante pour établir qu'une différence existe manifestement entre les deux groupes. Le seuil déterminé ne pourra naturellement pas faire l'économie d'une critique immédiate. Une valeur légèrement en-deçà ou légèrement au-dessus de l'instant où l'impression d'une différence bascule ne modifiera pas radicalement la différence entre les deux groupes. Pourtant celle-ci sera admise dans le second cas et non admise dans le premier.

Dans la population porteuse de la pathologie X, les patients peuvent répondre identiquement aux traitements avec, par exemple, 40 % d'efficacité dans les deux groupes. Dans ce cas il ne sera pas difficile de dire qu'il n'existe pas de différence perceptible entre eux si les conditions d'information, d'administration et d'évaluation sont identiques. Là où l'analyse devient plus délicate est lorsqu'il existe des résultats hétérogènes.

Une première situation est celle où davantage de personnes répondent favorablement au nouveau traitement, mais dans des proportions assez faibles. Par exemple, sur les 50 personnes réparties dans chaque groupe, 28 peuvent répondre favorablement au nouveau traitement (groupe A) et 25 répondent favorablement au traitement de référence (groupe B). Le groupe A présente 56 % d'efficacité contre 50 % pour le groupe B. Pour autant, est-on autorisé à affirmer que le nouveau traitement est réellement plus efficace que le traitement de référence ? Autrement dit, ces proportions sont-elles suffisantes pour conclure à une différence suffisamment marquée entre les deux ? Il est possible d'avancer que les personnes ayant recouvert la santé dans le groupe A ont pu connaitre un rétablissement spontané en plus grande proportion, ou encore que la répartition aléatoire leur aurait donné un ou plusieurs avantages favorables.

La situation est encore distincte si l'on imagine que l'écart entre les deux groupes s'accroît. Le mécanisme d'appréciation éveille de nouvelles interrogations tout aussi délicates à traiter. Si 30 patients, soit 60 %, réagissent favorablement au traitement dans le groupe A et seulement 23, soit 46 %, dans le B, l'appréciation semble plus aisée en apparence. En effet, l'écart est plus important (24% contre 6% dans l'exemple précédent) et l'on serait plus enclin à conclure à une différence objective entre les deux, dans la mesure où l'efficacité de 60 % semble nettement plus remarquable que 46 %. La véritable question se pose alors du seuil mathématique permettant de venir en aide à l'appréciation humaine qui se fonde seulement sur une impression globale, à vue d'œil, au « doigt mouillé », entaché de grossièreté discriminative et donc tout à fait faillible. Le recours aux statistiques permet précisément de se soustraire à l'arbitraire du jugement et de ses affres pour savoir à partir de quelle limite on est autorisé à conclure à une différence significative.

D'autant plus que cette difficulté demeure, ou devient encore plus insupportable (c'est selon), lorsque des écarts sont extrêmement importants. Dans le cas où l'on aurait par exemple 92 % de bons résultats dans un groupe contre 7 % dans l'autre groupe. C'est dans cette situation où les outils mathématiques interviennent pour se substituer à la perception humaine qui est insuffisante et fournir à la preuve médicale un support résolutoire. L'hypothèse de l'absence de différence entre les deux groupes A et B est classiquement appelée « hypothèse nulle », qui est exprimée par : H_0. On considère que le pourcentage de réponse des groupes A et B s'exprime par $p(A) = p(B)$. Elle correspond à l'égalité entre deux évènements, en l'occurrence l'efficacité du nouveau traitement par rapport à l'efficacité du traitement de référence. L'hypothèse inverse est appelée H_1. Elle atteste d'une différence statistiquement significative entre les deux échantillons. On aura une probabilité s'exprimant par $p(A) \neq p(B)$. L'objectif consiste à rejeter l'hypothèse nulle (H_0) en employant un raisonnement mathématique par l'absurde, ce qui attestera de la validité statistique de l'hypothèse alternative (H_1). Ainsi, si l'hypothèse nulle est rejetée, cela signifie par défaut qu'il existe une différence attestant de la supériorité thérapeutique d'un des deux traitements.

Plusieurs approches sont alors possibles pour y parvenir, mais la plus usuelle est celle du test de significativité de Fisher dont il fut déjà précédemment question. Au XVIIème siècle Jacques Bernoulli avait exigé un seuil de « certitude morale » fixé à 99 %, conscient du fait qu'une hypothèse se distingue de la certitude. Le seuil de Fisher a quant à lui également été déterminé de manière conventionnelle[70]. Celui-ci a été établi à 5 %. C'est-à-dire que la probabilité (*probability value*), appelée « p », doit se présenter de la manière suivante : $p < 0.05$. Si « p » se trouve au-delà de 0.05 on estimera que la différence

---

70 FALISSARD Bruno, *Comprendre et utiliser les statistiques dans les sciences de la vie*, 3ème éd, Paris, Masson, 2005, p.64.

entre les deux groupes peut être attribuée au hasard. Le hasard dépend de multiples raisons comme celles qui ont déjà été énoncées telle que le rétablissement spontané des individus porteurs de la pathologie X dans le groupe qui aurait obtenu le meilleur score. Dans ce cas, le résultat ne présentera pas une grande fiabilité statistique. Il ne sera pas possible de dire que le nouveau traitement est plus efficace que celui de référence, même si les chiffres indiquent qu'il présente globalement de meilleurs résultats. Ça n'est donc pas parce que $p(A) > p(B)$ que le pourcentage de réponse au traitement A est automatiquement significativement plus efficace que celui du traitement B. Par ce mécanisme il devient possible d'établir avec les statistiques une différence objective entre deux prises en charge. C'est ainsi que les modèles mathématiques ont pu prêter assistance aux preuves médicales égarées dans le maquis de l'imprécision, des aspects non-discernables, de l'appréciation fruste.

2 Les traitements médicaux à l'épreuve des essais cliniques

L'essai clinique incarne pour la preuve médicale tantôt une pierre de touche, tantôt une clef de voûte. C'est une pierre de touche par le recours systématique à sa méthode pour être considérée comme valide. C'est une clef de voûte puisque même en présence d'autres éléments de preuve il demeure l'arbitre des élégances en termes de considération. Il incarne l'objectif auquel il faut idéalement parvenir, pour lequel il est nécessaire de mobiliser des fonds, qui permet véritablement d'attester de l'efficacité d'un traitement par rapport à un autre. Les autorités telles que la Food and Drug Administration (FDA) exigent en général au minimum deux essais cliniques randomisés qui indiquent qu'un médicament présente des résultats supérieurs à un placebo[71]. Le Graal des essais cliniques est celui qui répond à la double exigence de « contrôle » et de « randomisation ». Le Cochrane Handbook demande d'ailleurs

[71] STEGENGA Jacob, *Medical Nihilism*, Oxford, Oxford University Press, 2018, p.13.

aux auteurs d'éviter de combiner les résultats issus de ces essais avec ceux d'études différentes (13.2.1.1). C'est un peu comme s'il y avait un risque d'altérer la qualité d'excellence des résultats de ces essais, comme si les mélanger avec d'autres types d'études serait de nature à leur nuire.

Dans les milieux institutionnels scientifiques et politiques. La HAS établie un grade (A, B et C) aux preuves médicales fournies en fonction de leurs niveaux allant de 1 pour des essais contrôlés et randomisés de forte puissance, 2 pour des essais de faibles puissance ou contrôlés et non-randomisés, 3 pour les cas témoins, 4 pour les essais aux biais importants, études rétrospectives, série de cas, études épidémiologiques.

Pour toutes ces raisons il convient d'exposer en quoi consiste l'aboutissement de l'outil principal destiné à fabriquer des preuves médicales par excellence.

Les essais cliniques sont des recherches réalisées sur la personne humaine qui répondent à un certain nombre d'obligations. Leur objectif consiste entre autres à déterminer dans quelles conditions optimales un traitement doit être proposé à un patient. Pour servir cette entreprise, des tests suivis d'évaluations comparatives sont réalisés et peuvent se présenter sous diverses modalités. Ce qui implique de s'arrêter un instant sur le lexique. Les essais sont dits « contrôlés » lorsque le traitement étudié est comparé à un traitement dit de « référence » ou à un traitement dit « placebo ». Il est considéré comme « ouvert » lorsque les patients et les expérimentateurs connaissent le traitement testé. Il sera au contraire qualifié de « fermé » si celui-ci est pratiqué en simple (ou double) insu, également appelé tests à l'aveugle. Par exemple, dans le premier cas (en simple aveugle) le praticien est conscient d'administrer le traitement testé ou un placebo au patient, dans le second cas (en double aveugle) ni le praticien, ni le patient se savent si ce qui est administré correspond au traitement testé ou à un placebo. La « randomisation » d'un essai clinique consiste quant à elle à répartir de manière aléatoire les sujets dans les différents groupes de l'étude. Selon les termes d'Austin Bradford Hill cette technique permet « au moyen de suites aléatoires »[72] de générer un hasard permettant de contourner les facteurs de confusion. Il s'agit de faire reposer l'étude sur des choix d'évaluation satisfaisants pour obtenir la preuve médicale la plus plausible. La répartition aléatoire permet de ne pas influencer la constitution des groupes ou d'influencer le clinicien dans son processus de décision.

Ces recherches se déroulent classiquement selon un protocole en quatre étapes. Pour le médicament qui cristallise souvent les attentions, les mécanismes physiopathologiques des traitements testés dépendent tout d'abord d'une phase appelée « préclinique ». Hors le cas des tests effectués sur des dispositifs médicaux ou ceux concernant les interventions complexes, il s'agit de tests *in vitro*, puis sur des animaux. Cette pré-étude repose sur des données pharmacologiques (pharmacocinétiques, pharmacodynamiques, toxicologiques). Les essais cliniques commencent ensuite sur une vingtaine de volontaires sains ou atteints d'une pathologie. L'étude porte sur la cinétique (temps) et la toxicité. Il s'agit par la suite d'expérimenter le traitement sur des volontaires atteints pour déterminer la posologie idéale (dosage et fréquence de prise du traitement) en contrôlant notamment les effets indésirables. Enfin, le traitement est évalué sur un nombre plus important de patients en le comparant à un traitement de référence, si celui-ci existe, ou à un traitement placebo. L'obtention d'une Autorisation de Mise sur le Marché intervient à l'issue de cette troisième phase[73]. C'est à ce moment-là qu'il est estimé qu'un niveau de preuve satisfaisant est atteint pour permettre le libre accès aux patients, accompagné d'un mécanisme de conventionnement si celui-ci existe. La dernière phase consiste en une évaluation *a posteriori* de la sécurité du traitement par des mécanismes de pharmaco-épidémiologie (pharmacovigilance) où des veilles sont réalisées pour évaluer les éventuels effets secondaires indésirables des traitements.

---

[72] HILL Austin Bradford, *Statistical Methods in Clinical and Preventive Medicine*, Edinburgh-London, E. and S. Livingston, 1962, p.6.

[73] Article L. 5121-8 du Code de la santé publique.

Le sujet du placebo au sein des essais cliniques est aussi indispensable que délicat à aborder. Comme Hippocrate avant lui, Claude Bernard avait souligné que l'évolution d'un trouble peut être interprété au-moins de deux façons : soit par le succès du traitement, soit par *vis mediatrix naturae*, qui signifie par la guérison spontanée. Pour Hans George Gadamer, on ne peut savoir en médecine dans quelle mesure le succès d'une guérison revient au traitement, dans quelle mesure le patient ne s'est pas aidé lui-même à son insu et dans quelle mesure la « nature » n'est pas elle non-plus intervenue dans ce processus. Il se trouve que d'autres explications peuvent également exister dans ce processus comme les effets contextuels, les effets de d'autres prises en charge effectuées en parallèle, les effets du biais de désirabilité (qui tend à rapporter des améliorations malgré un état de santé stable), ou encore la régression vers la moyenne. C'est pour cette raison que le recours au placebo a été envisagé. Le placebo est parfois à tort considéré comme « rien ». Il est injustement réduit à une simple absence. Or, cet outil est le fruit de complexes interactions entre un patient et un praticien qualifié par l'étiquette de « colloque singulier » décrit en 1934 par Georges Duhamel. Bien que cette expression fût moquée par Michel Foucault[74], elle relève des mécanismes que la science médicale contemporaine peine encore à déterminer avec précision. Son histoire indique à cet égard des clefs de compréhensions fortes éclairantes[75]. Le terme placebo est issu du latin et signifie « plaire ». Il a été choisi pour désigner l'administration d'une fausse substance à un patient pour évaluer l'effet initialement imaginé comme le fruit d'un travail intrinsèque de la sujétion au sein de la relation thérapeutique. Il est actuellement estimé entre 30 % et 50 % en moyenne pour toute thérapeutique, mais ce chiffre est largement susceptible de varier en fonction des situations[76]. Il permet ainsi de discriminer

---

[74] FOUCAULT Michel, *Naissance de la clinique*, Paris, PUF, (1963) 9ème éd 2015, p.12.

[75] KAPTCHUK Ted Jack, « International Ignorance : A History of Blind Assessment and Placebo Control in Medicine », Bulletin of the History of Medicine, 1998.

[76] Ce chiffre a évolué entre des études menées en 1979 (Levine et *al.*) où il était estimé à 39 % et d'autres en 2002 (Petrovic et *al.*) où il était estimé à 56

les effets dits « spécifiques » provoqués par un traitement des effets « non-spécifiques » initiés par ce que l'on retrouve parfois qualifié « d'alliance thérapeutique » et plus précisément par le modèle biopsychosocial[77]. Toutefois, des confusions demeurent. Ça n'est pas parce que le placebo a été imaginé pour évaluer l'efficacité d'un traitement de synthèse qu'il faut perdre de vue que « tout médicament est un placebo et fonctionne comme un placebo, le produit pharmacologique actif est simplement la combinaison d'un placebo et d'une substance active »[78]. L'essai clinique convenablement mené ne peut en somme prétendre évaluer ce qui diffère entre le groupe ayant reçu une intervention et le groupe contrôle. D'autant plus qu'il opère différemment selon l'âge, le niveau socio-culturel, le mode de vie, ainsi que la personnalité des sujets[79] et qu'il n'intervient pas uniquement dans le cas du médicament, puisqu'il a pu aussi être identifié dans le cas des thérapies manuelles[80].

Dans les années 1970, Gordon Claridge avait déjà perçu des facteurs participant aux effets bénéfiques d'un médicament indépendamment de sa composition intrinsèque. Parmi eux y figuraient les caractéristiques du médicament tel que son aspect, sa couleur, son goût, l'identité de la personne qui le reçoit incluant son âge, son éducation et plus généralement ses déterminants, ainsi que l'identité du prescripteur comprenant son statut, sa personnalité, son comportement, l'environnement physique au sein duquel la délivrance (et le cas échéant

%. Pour plus de détails on consultera volontiers : BENEDETTI Fabrizio, « Placebo and the New Physiology of the Doctor-Patient Relationship », Physiological Reviews, 2013.

[77] ENGEL George, « The need for a new medical model : A challenge for biomedicine », Science, 1977.

[78] SZAWARSKI Zbigniew, *Le concept de placebo* in FAGOT-LARGEAULT Anne (dir.), *L'émergence de la médecine scientifique*, *op. cit.*, p.134.

[79] BENEDETTI Fabrizio et *al.*, « How Placebos Change the Patient's Brain », Neuropharmacology Reviews, 2011 ; NINOT Grégory, *Guide professionnel des Interventions Non Médicamenteuses*, Malakoff, Dunod, 2019, p.70.

[80] BIALOSKY Joel, BISHOP Mark, PENZA Charles, « Placebo Mechanisms of Manual Therpay : A Sheep in Wolf's Clothing ? », Journal of Orthopaedics and Sports Therapy, 2017.

l'administration) est effectuée entre le cabinet de consultation, l'hôpital, les laboratoires[81]. De multiples influences peuvent être à l'origine d'une variation de l'effectivité d'un médicament. Le fait que les conditions mentionnées soient indépendantes de sa composition biochimique indique que sa performance intrinsèque est à relativiser au profit de la perception du patient. Celle-ci semble être largement impliquée par de nombreux procédés manifestement inconscients rendant le patient hautement responsable, souvent à son insu.

De manière générale, il serait possible de dire que l'effet placebo existe surtout lorsqu'il y a un désir d'effet thérapeutique. Pour introduire un peu plus de profondeur dans la réflexion, il faut aussi ajouter que l'effet peut demeurer même s'il est annoncé *a posteriori* à la personne qui a reçu un placebo[82]. Bien que les explications de ce phénomène soient souvent délicates à déterminer avec précision[83], deux exemples illustrent notamment à quel point la simple autosuggestion opère. Le premier montre que 36 % des personnes qui consomment des psychotropes prennent aussi des antalgiques ordinaires pour traiter leurs insomnies et leur anxiété. Or, ces antalgiques ne possèdent aucune vertu thérapeutique permettant de procurer de pareils effets[84]. Le second concerne les effets de l'aspirine qui ne se manifestent pas immédiatement après son administration (ses propriétés pharmacologiques les établissent à plusieurs minutes). Or, il n'est pas rare qu'un sentiment d'amélioration soit ressenti bien avant le délai théoriquement nécessaire à son action. Ce qui met en évidence que l'amélioration des symptômes ne vient pas du principe actif du médicament mais d'autres mécanismes. En effet, les neurosciences semblent indiquer que le placebo serait en réalité

---

[81] CLARIDGE Gordon, *Drugs and Human Behaviour*, Londres, Allen Lane, 1970.

[82] KAPTCHUK Ted Jack et *al.*, « Placebo without deception : a randomized controlled trial in irritable bowel syndrome », PloSone, 2010.

[83] GOTZSCHE Peter, *Rational Diagnosis and Treatment. Evidence-Based Decision-Making*, 4ème éd, Wiley, 2007.

[84] HELMAN Cecil, « Tonic, Fuel and Food : Social and Symbolic Aspects of the Long-Term Use of Psychotropic Drugs », Social Science and Medicine, 1981.

plutôt un ensemble de réactions basées sur des rituels thérapeutiques ainsi qu'une somme d'éléments symboliques et physiologiques qui influencent l'esprit du patient[85]. Une des explications initiales consistait à les attribuer à des interactions empathiques entre le soignant et le soigné[86]. L'effet placebo était alors réduit à une libération d'endorphines qui semblait constituer une explication tout à fait satisfaisante pour expliquer ce phénomène. Pour autant, cette façon simpliste de l'envisager qui emporte toujours la conviction de certains soignants semble largement contestée depuis la fin des années 1990[87]. Son caractère complexe demeure encore mystérieux et les résultats des études récentes ne cessent de souligner la multifactorialité de ses mécanismes[88]. Il a notamment été identifié depuis quarante ans qu'un aspect de l'effet placebo proviendrait de la représentation du schéma thérapeutique qui se trouve dans l'esprit du patient. L'explication en faveur de cet argument tient au fait que lorsque celui-ci comprend sa problématique et qu'il adhère au mécanisme qui va lui permettre de la prendre en charge les effets sont plus importants[89]. Récemment un essai a révélé que la réceptivité de certains patients à une prise en charge améliore véritablement les effets mesurés[90]. En outre, ce n'est pas parce qu'un soignant se présente avec des promesses de guérison avec une voix suave et un cabinet de consultation bien entretenu que les résultats thérapeutiques seront nécessairement meilleurs. Il ne s'agit pas non plus uniquement

---

[85] BENEDETTI Fabrizio, « Placebo and the New Physiology of the Doctor-Patient Relationship », *art. cit.*

[86] KAPTCHUK Ted Jack et *al.*, « Placebo Effects in Medicine », NEJM, n°373, 2015.

[87] KIENLE Sophia, KIENLE Helmut, « Pacebo effect and placebo concept : a critical methodological and conceptual analysis of reports on the magnitude of the placebo effect », Alternative Therapies in Health and Medicine, 1996.

[88] DODD Seetal et *al.*, A Review of the Theoretical and Biological Understanding of the Nocebo and Placebo Phenomena », Clinical Therapeutics, 2017.

[89] BRODY Howard, *Placebos and the Philosophy of Medicine : Clinical, Conceptual and Ethical Issues*, Chicago, University of Chicago Press, 1980.

[90] NGUYEN Christelle et *al.*, « Effect of Osteopathic Manipulative Treatment vs Sham Treatment on Activity Limitations in Patients With Nonspecific Subacute and Chronic Low Back Pain – A Randomized Clinical Trial », JAMA, 2021.

d'une volonté de croire dans le bénéfice d'un traitement, mais de rendre concordant un mécanisme pathologique et une solution curative vraisemblable aux yeux du principal intéressé. Or, la manière dont la conviction est attribuée à une stratégie thérapeutique dépend de la culture, et plus largement de la période historique dans laquelle la consultation s'inscrit. Il y a donc une forme de dépendance aux mécanismes de représentation du patient et du professionnel parfois qualifié de « foi », indépendante du caractère rigoureusement scientifique des options de prise en charge, empruntant le lexique des croyances religieuses. De plus, on ne sait pas exactement jusqu'à quel point les connaissances actuelles peuvent fournir des explications satisfaisantes (principalement biochimiques) s'attachant en particulier aux réactions dopaminergiques dans la mesure où elles semblent trop réductrices pour représenter ce qui se joue au sein de la relation thérapeutique. Enfin, il semble aussi que la frontière entre les effets spécifiques et non-spécifiques soit délicate à établir et que ces effets se nourrissent parfois mutuellement[91]. Pour pallier ces insuffisances les chercheurs semblent évoquer des mécanismes psycho-sociaux[92] et notamment le modèle biopsychosocial qui apporte son lot d'explications[93].

Au-delà du fonctionnement complexe de l'effet placebo présent dans les essais cliniques contrôlés randomisées, certaines études permettent encore d'accroître le mécanisme de validité de la preuve médicale en termes de performance d'un traitement. Il s'agit de méta-études portant précisément sur les études déjà réalisées. Ce sont en quelque sorte des études sur des études. Les statisticiens des années 1930 ont développé des méthodes tels que Cochran, Fisher, Pearson, Tippett. Ronald Fisher, dont il a déjà été question, a établi le constat désormais admis que le terme « statistiquement significatif » permet de

---

[91] KAPTCHUK Ted Jack et *al.*, « Components of placebo effect : randomized controlled trial in patients with irritable bowel syndrome », BMJ, 2008.

[92] BENEDETTI Fabrizio et *al.*, « How Placebos Change the Patient's Brain », *art. cit.*

[93] MORRAL Anton et *al.*, « Placebo effect and therapeutic context : A challenge in clinical reseach » Medicina Clinica, 2017.

fournir une idée des résultats si on réalisait l'expérience un grand nombre de fois, mais n'est que d'une aide modeste en termes d'indications sur le plan individuel. Considérés plus globalement, ils peuvent donner « l'impression que les probabilités sont plus fiables que si elles avaient été obtenues au hasard »[94]. Les biais méthodologiques des expériences sont soigneusement examinés permettant de renforcer le caractère valable des preuves obtenues. Des limites ont d'ailleurs été identifiées. Par exemple, des expériences pouvaient être orientées de telle manière qu'elles fournissaient la conclusion souhaitée par l'expérimentateur en amont de la réalisation de la recherche elle-même. Ce qui a justifié le fait de recourir à des *reviewers* scientifiques pour pallier ce défaut majeur et les revues se sont dotées de ce qui est aujourd'hui appelé : un comité de lecture. En 1977 Eugene Garfield proposa d'utiliser des jeunes docteurs de toutes les disciplines scientifiques pour exercer cette mission[95]. Dans l'attente de l'obtention d'un poste à l'université, ces chercheurs disposaient de suffisamment de temps et d'expertise pour procéder à une lecture critique et éviter les écueils d'une étude qui serait orientée et ne répondrait pas favorablement aux exigences scientifiques. Avec le temps, ce qui était une bonne idée a pourtant abouti à obtenir autant d'avis que de *reviewers* qui proposaient eux-mêmes des lectures idiosyncrasiques[96]. Cette pratique se poursuit toujours et permet de filtrer des articles soumis aux revues scientifiques qui, par exemple, ne répondraient pas à une méthodologie suffisamment exigeante.

Le développement des essais cliniques au XXème siècle obligeait les médecins à une grande discipline. Il fallait se documenter, s'accorder le temps de la lecture pour obtenir les meilleures données disponibles ce qui représentait une tâche fastidieuse. Le succès des méthodes combinatoires était alors

---

[94] FISHER Ronald, *Statistical Methods for Research Workers*, 4ème éd., Londres, Oliver and Boyd, 1932, p.99.
[95] GARFIELD Eugene, « Proposal for a New Profession : Scientific Reviewer », Essays of an Information Scientist, vol 3, 1977.
[96] PILLEMER David, « Conceptual Issues in Research Synthesis », Journal of Special Education, 1984, p.28.

garanti par la providence qu'elles semblaient représenter. Les analyses regroupant des études sont devenues des gains de temps autant que des gages de fiabilité au sujet des preuves médicales. Sur un même point, au lieu de lire dix essais cliniques dont cinq montreraient des résultats en faveur d'un traitement, quatre défavorables et un nuancé, il suffisait de ne lire qu'une seule méta-analyse qui en proposerait la synthèse. Leur ascension s'est poursuivie notamment grâce aux observations d'Archibald Cochrane qui a stimulé leur production par le simple fait de regretter ouvertement leur absence. Pour lui, la médecine manquait encore trop de résumés critiques sur les essais cliniques[97]. C'est ainsi qu'en 1974 l'obstétricien écossais Iain Chalmers réalisa la première revue de tous les essais contrôlés en médecine périnatale qui avaient utilisés une méthode similaire. Les résultats furent publiés et aussitôt utilisés dans l'élaboration de recommandations de bonnes pratiques à l'échelle institutionnelle dans le NHS[98]. Harris Cooper, quant à lui, proposa un modèle permettant de produire une synthèse de la recherche en plusieurs étapes indispensables : formulation d'un problème, collection de données de la littérature scientifique, évaluation des données et des moyens qui ont été employés pour les obtenir, analyse de leur exploitation en termes d'interprétation, enfin présentation au public[99]. De nombreuses études de synthèse furent entreprises à la fois dans le domaine cardiovasculaire ou encore en oncologie. L'ouverture à Oxford en 1992 de l'institution « Cochrane Center » destinée précisément à la réalisation de ce type de travaux en est sans doute une des démonstrations les plus saillantes. L'idée se répand et semble séduire la communauté scientifique. Il s'agit de chercher à obtenir le meilleur niveau de preuves médicales disponibles. L'apogée de cette réflexion correspond à la formulation explicite du

---

97 COCHRANE Archibald, *Effectiveness and Efficiency : Random Reflections on Health Services*, Londres, The Nuffield Provincial Trust, 1972.

98 CHALMERS Iain et *al.*, *Effective Care in Pregnancy and Childbirth* in FAGOT-LARGEAULT Anne (dir.), *L'émergence de la médecine scientifique*, *op. cit.*, p.165.

99 COOPER Harris, « Scientific Principles for Conducting Integrative Research Reviews », Review of Educational Research, n°52, 1982.

paradigme défendu par David Sackett dans la production collective : *Evidence Based Medicine : What It Is and What It Isn't* paru en 1996 au sein du British Medical Journal.

Ces collections de données obtenues par la recherche scientifique se présentent sous plusieurs formes. Elles peuvent consister en des revues systématiques et des méta-analyses. Les « revues systématiques » se définissent par une « application de stratégies qui limitent les biais dans la collecte, l'évaluation critique et la synthèse de toutes les études pertinentes sur un sujet spécifique »[100]. La revue systématique consiste donc en un bilan d'une thématique particulière là où la méta-analyse consistera plutôt en une coaptation quantitative. L'emploi de l'expression « méta-analyse » a émergé en 1976 avec Gene Glass. Puis elle fut largement reprise au sujet d'articles mobilisant des méthodes statistiques de synthèse[101]. Une « méta-analyse » peut d'ailleurs être utilisée dans le cadre d'une revue systématique. Elle se définit par une « synthèse statistique des données résultant d'études séparées, mais similaires, c'est-à-dire comparables, conduisant à une récapitulation quantitative des résultats collectés »[102]. Les méta-analyses ont réussi à s'imposer à la fois dans le monde de la recherche et auprès des autorités. En 1993 la création de *Consolidated Standards of Reporting Trials* (aussi retrouvé sous l'appellation *ConSORT statement*) adopté par la suite par de très nombreuses revues médicales telles que *Lancet*, *British Medical Journal*, *New England Journal of Medicine*, *Journal of the American Medical Association* a permis de focaliser l'attention des lecteurs de ces revues sur une série de critères. Ceux-ci ont pour fonction de déterminer la qualité méthodologique d'un essai clinique

---

[100] LAST John, *A Dictionnary of Epidemiology*, Oxford, 4ème éd., Oxford University Press, 2001, p.176, 177.

[101] CHALMERS Iain et *al.*, *Une brève histoire des synthèses de la recherche* in FAGOT-LARGEAULT Anne (dir.), *L'émergence de la médecine scientifique*, *op. cit.*, p.158.

[102] LAST John, *A Dictionnary of Epidemiology*,Oxford, *op. cit.*, p.114.

contrôlé et randomisé en contrôlant certains items. La dernière version date de 2010[103].

Chacun semble admettre l'idée selon laquelle des critères méthodologiques exigeants constituent la garantie d'accéder à des preuves médicales d'une grande qualité. Ce sentiment semble être d'autant plus fécond que toutes les conditions ont été mobilisées pour parvenir à écarter un grand nombre de biais. La performance du traitement semble alors avoir fait l'objet d'une démonstration satisfaisante pour qu'il soit possible de le qualifier de factuel.

[103] On peut la retrouver à l'adresse suivante : http://www.consort-statement.org/consort-2010, consulté le 12/06/2021.

Chapitre 2
La preuve nuancée par les sciences médicales

Cela a été énoncé, les adeptes du modèle d'*evidence-based medicine* qualifient la preuve médicale de « fait ». Le modèle basé sur les preuves incarne une habile union entre les théories médicales et la clinique tout en prenant en compte l'expertise du soignant. Cette association offre aux « faits » une certaine robustesse. Pourtant, un certain nombre de nuances peuvent être apportées dans la mesure où la médecine se compose de maintes disciplines qui peuvent, pour chacune d'entre elles, être soumises à des critiques spécifiques dans le cadre de leur examen par les sciences médicales. Depuis le XVIIIème siècle, la doctrine médicale de Cabanis ou de Condillac était déjà consciente que « chaque science a son genre de preuves » soulignant toute la complexité de cette tâche. La précieuse assistance de la philosophie des sciences médicales permet de rester éveillé face aux dangers qui « fétichisent les faits, leur accordent un pouvoir de vérité qu'ils n'ont pas »[104] en matière médicale (A). Par ailleurs, les sciences médicales appartiennent à un paradigme au sein duquel des observations peuvent être énoncées participant à la mise en lumière de ces nuances (B).

A : Les objections de la philosophie des sciences médicales

La philosophie peut à première vue se trouver à distance de la médecine qui est présentée comme un art technique fondé par des connaissances. Elle fut souvent reléguée aux chapitres annexés des traités médicaux jusqu'au début du XIXème siècle. Tel fut par exemple le cas dans l'ouvrage de Cabanis : *Coup d'œil sur les révolutions et sur la réforme de la médecine*, où elle figurait à côté des mathématiques, qui étaient, elles-aussi,

[104] LIOGIER Raphaël, QUESSADA Dominique, *Manifeste métaphysique*, Paris, LLL, 2019, p.109.

considérées comme des chapitres accessoires. Le rôle de la philosophie des sciences médicales est pourtant celui d'un « allié critique »[105] dont la fonction est d'éveiller l'esprit. De nombreux affrontements se sont produits avant de célébrer le prestige de la preuve médicale. C'est à cet égard que la philosophie s'est souvent présentée comme et l'arbitre de ces divergences[106]. Si une preuve est un « fait » et qu'un « fait » est une chose qui ne laisse classiquement pas de place au doute, il convient toutefois d'interroger ses rapports avec les incertitudes (1) et de la dissocier de l'essence de l'organisme (2).

1 La preuve construite avec des incertitudes

Ainsi la preuve médicale serait factuelle. Les conditions de cette factualité seraient garanties par un support scientifique qui atteste d'une conformité entre les données et le monde. Le paradigme de l'*evidence-based medicine* serait, grâce à l'usage des faits, un contenant qui autoriserait à rejeter les croyances au profit de connaissances véritables. En toute logique, c'est en admettant ces énoncés comme des axiomes qu'il n'est pas rare d'observer l'appellation de médecine « factuelle » telle une évidence, une qualification légitime, une étiquette convenue qui ne serait aucunement abusive. Pourtant, même dans sa définition l'*evidence-based medicine* porte sur « l'utilisation consciencieuse et judicieuse des meilleures données actuelles de la recherche clinique dans la prise en charge personnalisée de chaque patient »[107]. En dépit de l'apparence très assumée que l'on aime lui attribuer, elle se réfère prudemment à des preuves considérées comme « les meilleures » et les plus « actuelles » sans pour autant les assimiler à des éléments factuels. Il est donc possible qu'une confusion existe entre faits et preuves et

---

[105] GAILLE Marie, *Philosophie de la médecine – Frontière, savoir, clinique*, Paris, Vrin, 2011, p.23.

[106] DUPUY Jean-Pierre, *Les savants croient-ils en leurs théories ? Une lecture philosophique de l'histoire des sciences cognitives*, Paris, INRA éditions, 2000, p.34, 35.

[107] TRUMBIC Bruno, *Evidence-Based Medicine* in LECOURT Dominique, *Dictionnaire de la pensée médicale*, Paris, PUF, 2004, p.462.

que cet achoppement provienne d'une représentation erronée. C'est pour cette raison que la détermination de leurs statuts respectifs constitue un enjeu considérable. Tout d'abord, il faut commencer par mentionner que chercher à établir une médecine « factuelle » procède d'un abus de langage. Celui-ci est à mettre sur le compte d'une traduction incorrecte qui participe à l'appréciation de son statut. Il se trouve que la locution « *evidence* » de l'expression « *evidence-based medicine* » a parfois été traduite en français par un mot miroir « évidence » au lieu de « preuve », qui correspond pourtant à sa véritable traduction[108]. Plus exactement, « le terme anglais *evidence* (preuve) est le contraire d'évidence. Il ne s'agit pas d'une proposition binaire (présence versus absence de preuves), ni d'une proposition juridique (preuve à charge), ni d'une proposition positive (certitude indiscutable). Les traductions françaises mettent en avant la « certitude », alors que l'EBM se réfère au principe de « l'incertitude scientifique » »[109].

Assimiler la preuve à un fait permet assurément d'obtenir une satisfaction antalgique. Cette posture marque la nécessité d'une réflexion sur son rapport à l'incertitude. La preuve « factuelle » s'impose à tort aujourd'hui comme un gage suffisamment robuste pour dissuader d'en douter. Une analyse diachronique permet toutefois d'indiquer que l'histoire de ce que l'on appelle de nos jours une « preuve » est le fruit d'une construction plus fragile qu'il n'y parait. Bien que les acquisitions chronologiques dont elle bénéficie contribuent à élever le niveau d'exigence qui est le sien, les connaissances sur lesquelles elles reposent présentent des limites fournissant des indications sur sa valeur. Ceci est d'autant plus prégnant que parfois ces connaissances ne ressortent pas victorieuses de certaines oppositions qui les confrontent à des croyances les faisant aisément abdiquer. En 1885 une épidémie de variole avait frappé sélectivement les canadiens français de Montréal et

---

108 WATINE Joseph, « Translations of the "Evidence-Based Medicine" concept in different languages: is it time for international standardisation? », Clinical Chemistery and Laboratory of Medicine, vol. 48, no 9, 2010.

109 TAÏEB Sophie et *al.*, « Evidence-Based Medicine et choix du patient », 27èmes journées de la SFSPM, Deauville, 2005.

ceci pour la simple raison qu'ils avaient fait le choix de ne pas se vacciner et de rejeter les mesures de mise en quarantaine, convaincus que cette l'épidémie était une punition pour leurs péchés d'après l'Église catholique[110]. Plus récemment encore des phénomènes similaires se sont produits. Certains responsables religieux garantissaient que la prière immunisait contre le SARS-CoV-2 lors de la crise sanitaire de 2019[111].

La preuve médicale contemporaine est le fruit d'une structuration progressive. Seule une analyse rétrospective permet de mettre en évidence sa généalogie. La démarche consistant à prouver, donner des gages, dépasser les sophismes, fournir des éléments probants, est une attitude très ancienne. Il est même possible de dire qu'elle a été construite par la philosophie pour deux raisons. La première vient du fait que la naissance de la médecine a été contemporaine au développement de la philosophie socratique il y a 2500 ans. La seconde est que les discussions sur les savoirs appartiennent surtout au domaine de la philosophie. Ce qui a pu faire écrire que « chez les Grecs, le progrès de la médecine n'est pas séparable des acquis de la philosophie et, dans une certaine mesure, il en a historiquement procédé »[112].

Chez les philosophes présocratiques les traces des réflexions sur la valeur de ce que l'on qualifierait aujourd'hui de « connaissance » sont peu nombreuses. Bien que ces penseurs soient un peu antérieurs à Hippocrate (à qui est attribuée la paternité de la médecine), on notera toutefois la présence de « conjectures » qui interrogent les modalités permettant d'aboutir à une forme de connaissance, notamment chez Xénophane (fragments 34). Le discours raisonnable sur un sujet appelé « logos » est quant à lui à attribuer à Héraclite. Une figure rhétorique telle que le raisonnement par l'absurde est à

---

110 BUNGE Mario, *Philosophie de la médecine – Concepts et méthodes*, Paris, Matériologiques, 2019, p.51.

111 Le cas tristement emblématique du très zélé Tony Spell, responsable d'une église de Lousiane qui a continué à pratiquer des messes avec de très nombreux fidèles.

112 DACHEZ Roger, *Histoire de la médecine – De l'antiquité à nos jours*, Paris, Tallandier, 2008, p.74.

mettre sur le compte de Zénon d'Élée[113]. Il cherche à vérifier une hypothèse par démonstration de l'impossibilité de son contraire. De cette manière, sans être en mesure d'affirmer la valeur intrinsèque d'une proposition, il est possible de la tester. Il s'agit pour cela de montrer l'incohérence de ce qui serait son contradictoire logique. Un contemporain d'Hippocrate, Démocrite, estimait quant à lui que la connaissance par la raison était supérieure à la perception sensible permettant d'y accéder[114]. C'est à ce moment-là que s'est développé progressivement un intérêt certain pour l'étude du fonctionnement de l'intelligence humaine appelée « néotique ». Des réflexions naissent au sujet de ce qui commençait à être envisagé comme l'acte de connaissance. La fabrique des connaissances à proprement parler a surtout été initiée par Platon pour qui les théorèmes en étaient les supports. Ils consistent pour lui en des inférences logiques tirées de propositions considérées comme valides[115]. Or, au-delà des écoles de Cnide, Rhodes, Délos qui existaient avant lui, la médecine existait sous une forme plus organisée (ou en tout cas moins hétérogène) depuis Hippocrate et que cela lui permettait d'être davantage considérée comme quelque chose relevant d'une discipline véritable, pour Platon elle constituait dans le meilleur des cas un modèle éthico-politique. La médecine s'intéressait pour lui à l'individu. Il était possible qu'à la marge elle permette d'acquérir des connaissances, mais sa téléologie était ailleurs. Les embryons de preuves médicales se situaient plutôt dans une doctrine de philosophie politique que sur une échelle de valeurs des connaissances, comme cela était le cas pour les mathématiques par exemple. Elle dépendait essentiellement de la confiance que le médecin attachait à son expérience, elle-même dépendante du niveau des connaissances lui permettant de se représenter le monde. La preuve était donc une tentative de légitimation par le discours. Ce qui a abouti par exemple à de pugnaces tentatives où « pendant des siècles, la

---

[113] ROWETT Catherine, *La naissance de la philosophie* in PRADEAU Jean-François (dir.), *Histoire de la philosophie*, *op. cit.*, p.25.

[114] *Ibid.*, p.26.

[115] BRISSON Luc, *Platon* in *ibid.*, p.38,39.

théorie médicale s'est efforcée d'expliquer le « fait » que les saignées guérissaient les malades »[116] selon la doctrine hippocratique.

Pour Aristote, considéré comme l'inventeur de la logique (syllogismes, paralogismes, etc.), le savoir découlait d'un système d'axiomes et de déductions[117]. Ces ébauches logiques étaient réservées à certaines disciplines et concernaient principalement les mathématiques ou la didactique philosophique. Sur le plan de la valeur des connaissances, les preuves en médecine se situaient là-aussi ostensiblement en bas de la hiérarchie des savoirs[118]. Bien qu'inspirée par la constitution des autres savoirs, les théories médicales cherchaient surtout à articuler des observations à partir de constats. Les connaissances médicales se transmettaient de père en fils et comme l'observait Vésale, elles pouvaient être accompagnées par une certaine forme de vénération annihilant partiellement, peut-on supposer, la valeur qui pouvait leur être accordée[119]. Parmi les parallèles intéressants qu'il est possible d'établir entre médecine et philosophie, l'un d'entre eux est un parangon illustrant leurs liens. Les deux composantes de la médecine (la science et la pratique) se retrouvent chez Aristote dans sa façon s'envisager la philosophie qui a pour objectif de débattre de ce qui concerne la connaissance (*theôria*) et d'aboutir à l'action (*praxis*)[120].

La question épistémique de la valeur des connaissances comme support de la preuve allait bon train. C'est à l'issue des révolutions anatomiques d'Hérophile (IIIème siècle avant notre ère), de Galien (IIème siècle) et surtout de Vésale (XVIème siècle) qu'elle commençait à s'envisager plus exactement. Si le recours aux expérimentations était de plus en plus fréquent, c'est

---

116 LAUDAN Larry, *La dynamique de la science*, Paris, Madraga, 1987, p.36.

117 ARISTOTE, *Analytiques I et II*, Paris, Flammarion, 2014.

118 VEGETTI Mario, *Les savoirs et les sciences dans la cité grecque* in PRADEAU Jean-François (dir.), *Histoire de la philosophie*, *op. cit.*, p.69.

119 VÉSALE André, *La fabrique du corps humain*, trad. Bakelants, Paris, Actes-Sud, 1987, p.21.

120 BERTI Enrico, *Aristote* in PRADEAU Jean-François (dir.), *Histoire de la philosophie*, *op. cit.*, p.60.

surtout avec Claude Bernard au XIXème siècle que les raisonnements hypothético-déductifs se sont systématisés pour accéder à ce qui commençait à prendre l'apparence de « fait ». Néanmoins, pour certains médecins du XVIIIème siècle, accéder à la cause était une entreprise impossible. Les causes étaient déjà les effets d'une cause antérieure qui les précède. Cette opération ne permettait tout au plus que d'identifier des « fantômes trompeurs »[121]. À l'inverse, l'héritage de Bernard insistait sur l'importance d'identifier la cause d'une souffrance pour la prendre en charge. Cette entreprise a parfois donné l'impression que les preuves médicales collectées étaient dotées d'une valeur considérable. En toute logique, une confiance importante leur était attribuée et les raisons qui poussaient à la prudence semblaient devenir superfétatoires. Les preuves pouvaient revêtir la valeur de fait établi, de vérité incontestable.

De nombreux arguments contreviennent toutefois à ce manque de nuances. Tout d'abord la durée de vie des connaissances qui supportent ces preuves est limitée dans le temps. Les connaissances s'inscrivent dans un paradigme qui incarne le contenant théorique dominant au cours d'une période relative à une communauté scientifique. Celle-ci admet certaines explications au détriment de d'autres car il est impossible d'accorder à une théorie une valeur de vérité. Depuis Karl Popper, il est admis que la vérité est inatteignable puisqu'il faudrait l'éprouver par un nombre infini d'expériences. Ce qui en l'espèce est impossible et renvoie cet objectif au monde des chimères. Il est envisageable, tout au plus, de prouver qu'une proposition n'est pas fausse. Le compromis trouvé par le philosophe autrichien consiste à soumettre les énoncés à des épreuves à travers un procédé qualifié de falsifiabilité[122]. C'est pour cette raison qu'il est possible de conférer à une preuve médicale dans le meilleur des cas une forte vraisemblance appelée « vérisimilitude ». Elle pourrait présenter une certaine conformité provisoire ayant

---

[121] CABANIS Pierre-Jean-Georges, *Du degré de certitude de la médecine*, *op. cit.*, p.53.

[122] POPPER Karl, *La logique de la découverte scientifique*, Paris, Payot, (1934) 1973, p.41.

valeur de « vérité théorique »[123] en rapport avec l'état des lieux de la recherche à un moment donné[124]. La preuve ne peut en somme accéder à une certaine forme de validité irréfragable qu'en vertu du cadre théorique dans lequel elle est énoncée. Le contexte d'énonciation peut en effet conférer à une proposition une valeur tantôt d'exactitude, tantôt d'inexactitude et ceci quelle que soit la discipline mise à l'épreuve. Un des cas emblématiques consiste à utiliser les mathématiques à titre illustratif. Les mathématiques sont choisies à dessein puisqu'elles sont considérées comme la science par excellence depuis la philosophie antique[125]. Or, y compris dans les mathématiques le cadre d'énonciation peut conférer à une proposition, ou *a fortiori* un théorème, une validité tout à fait susceptible de fluctuer. Si l'on considère que deux droites distinctes ont la même direction il est possible de dire qu'elles sont parallèles. Toutefois, même cet énoncé dépend absolument du référentiel dans lequel il est énoncé. Dans le cadre de la géométrie affine (ou euclidienne) cet énoncé est correct. Néanmoins, ce que l'on considère comme une donnée factuelle devient inexacte dans la géométrie projective ou dans la géométrie riemannienne puisque ces droites peuvent alors converger. Ce qui serait impossible dans la géométrie affine. Un second exemple concerne les deux théorèmes d'incomplétude de Kurt Gödel (1931) indiquant que parmi les énoncés mathématiques constituant la base de l'arithmétique, certains ne sont ni démontrables, ni réfutables, inspirant un étrange sentiment de vertige[126]. Le logicien lui-même adopte une attitude vigilante avec l'emploi du terme de « vérité ». Il la mobilise lors de la présentation de ses théorèmes, mais il l'écarte lors de sa démonstration[127]. Ainsi, les preuves

---

123 BUNGE Mario, *Philosophie de la médecine – Concepts et méthodes*, *op. cit.*, p.150.

124 GADAMER Hans-Georg, *Philosophie de la santé*, Paris, Grasset-Mollat, 1998, p.14.

125 PLATON, *République*, Paris, Flammarion, 2002, VII.

126 Le titre français de l'article est « Sur l'indiscernabilité formelle de prospections des *Principia Mathematica* et des systèmes apparentés ».

127 LOMBARDI Gabriel, « Le retrait de la vérité chez Gödel – Une étrange condition du succès de la science du réel », L'en-je lacanien, n°7, 2006.

médicales reposant sur ce qui se nomme des « faits » sont issues de théories scientifiques dont il a été démontré qu'elles ne sont jamais réellement « vraies » et que leur degré de certitude peut varier en fonction du contexte. La science pourrait donc consister en l'association d'une capacité de prédiction associée à une explication correspondante au phénomène (le monde des noumènes étant inaccessible selon Kant et l'accès à « la chose-même » impossible pour la phénoménologie des héritiers d'Edmund Husserl). Les théories médicales consisteraient alors à comprendre le fonctionnement de l'organisme par des investigations. Elles essayeraient d'en dégager des propriétés rendant prévisibles le comportement de ce dernier en fonction d'éléments qualifiés de preuves. Les investigations menées doivent être en mesure de fournir des explications satisfaisantes en étant obtenues de manière rigoureuse sans avoir été confrontées à une théorie concurrente présentant de meilleurs gages de validité.

Pour Bachelard l'étude des phénomènes ne doit pas faire omettre qu'ils sont sous le joug de d'autres phénomènes. Cette mise en abîme soulève l'idée que la valeur d'une preuve médicale issue de cette observation phénoménale doit encore être modérée puisqu'il existe de nombreuses indéterminations. Et que par ailleurs les outils techniques contemporains sont en mesure de créer des phénomènes inversant la logique scientifique traditionnelle qui consistait plutôt à expliquer des phénomènes observables. Bachelard utilise à cet égard le terme de « phénoménotechnique »[128]. La science médicale peut chercher à caractériser le plus précisément possible un phénomène, mais en l'interprétant il n'est pas exactement possible d'identifier « toutes les variations »[129] sans écarter qu'une part d'ignorance demeure puisque de légères fluctuations peuvent survenir dans les prédictions. Pour Hans Reichenbach, les caractérisations les plus rigoureuses ne peuvent occulter une part d'insaisissable. « Si on décrit un phénomène au moyen d'un certain nombre de paramètres, l'état

---

[128] BACHELARD Gaston, *Le nouvel esprit scientifique*, Paris, PUF, (1934) 2015, p.17.
[129] *Ibid.*, p.116.

ultérieur, pareillement défini avec un nombre de paramètres bien déterminé, peut être prévu avec une probabilité E. Cette probabilité E se rapproche de l'unité au fur et à mesure des paramètres dont il est tenu compte »[130]. En étant dans l'impossibilité d'utiliser la totalité des paramètres de l'expérience, on admet n'en tester que quelques-uns, « mais du seul fait qu'on a négligé des éléments, la prévision ne s'exprime que d'une manière probabilitaire »[131]. Le caractère probabiliste d'une preuve médicale implique par conséquent que la valeur qui leur est attribuée admet qu'elle repose sur une part d'ignorance.

La volonté de fournir aux preuves un aspect triomphant permet surtout d'écarter de la pratique médicale les nombreuses incertitudes qui peuvent conduire les praticiens à des inconforts. Il faut reconnaitre que la médecine n'est pas toujours à l'aise avec les aspects indéterminés des savoirs dont elle est la représentante. « L'incertitude médicale est souvent méconnue, car médecins comme patients la redoutent et lui préfèrent souvent des affirmations non prouvées mais rassurantes, ou des arguments d'autorité. Or, l'incertitude est une caractéristique fondamentale et permanente de la connaissance médicale et du contexte dans lequel sont prises les multiples décisions qui concernent le diagnostic, les soins individuels ainsi que l'élaboration des politiques de santé publique »[132]. Dans la pratique médicale la décision repose sur des estimations basées sur des études (possédant de nombreux biais), elles-mêmes basées sur des calculs (dépendant d'une logique axiomatique), eux-mêmes, le plus souvent, basés sur des mesures (dont on vient dénoncer les limites). À ce propos, pour Jacob Stegenga la mesure est un pilier central permettant de déterminer la preuve

---

130 REICHENBACH Hans, *La philosophie scientifique* in BACHELARD Gaston, *Ibid.*, p.123, 124.

131 BACHELARD Gaston, *Le nouvel esprit scientifique*, *op. cit.*, p.124.

132 LEPLÈGE Alain, *Mathématisation de l'incertitude en médecine – Aspects épistémologiques et méta-éthiques* in FAGOT-LARGEAULT Anne (dir.), *L'émergence de la médecine scientifique*, *op. cit.*, p.100.

médicale[133] puisque les soignants sont obligés de leur faire confiance en incluant les méthodes permettant de les obtenir et de les interpréter. Il va sans dire que ce ne sont pas les médecins ordinaires qui effectuent par exemple les mesures de l'effectivité d'un médicament. La plupart de ces recherches sont réalisées en laboratoires ou au sein d'industries pharmaceutiques. Dans les cabinets de consultation ou les hôpitaux, les praticiens n'ont d'autres choix que d'accorder leur confiance à des données qu'ils ne peuvent que se contenter de consulter. Cette valeur d'appréciation participe pourtant à déterminer le comportement que le soignant adoptera face à l'incertitude. C'est aussi pour cette raison que la manifestation indirecte des preuves en médecine admet nécessairement une part d'imprévisible, de hasard, qui, ajouté à la dimension humaine, se traduit par une forme d'ignorance irréductible.

Il faut reconnaître que la recherche de l'élément de certitude est cognitivement moins coûteuse en médecine. La validité d'un diagnostic ou d'un traitement est rassurante, là où le doute est anxiogène et indésirable. Les incertitudes et les approximations pétrissent pourtant la pratique médicale. Selon Mirko Grmek, élève protégé de Georges Canguilhem au même titre que Michel Foucault, Dominique Lecourt, Anne Fagot-Largeault, indique qu'en 1995 les publications scientifiques avaient recensé un peu plus de 20 000 maladies différentes. Pourtant, à cette même période un hôpital possédant tous les services spécialisés n'avait pas la capacité d'en identifier plus de 900 et un médecin généraliste n'en utilisait que 300 au cours de sa carrière[134]. Par conséquent, la capacité à établir un diagnostic correct n'était pas du tout acquise dans la mesure où les connaissances des pathologies étaient comprises entre 1,5 % et 4,5% de leur totalité, laissant une place considérable à la probabilité de commettre une erreur de qualification. Même si l'évolution technique a considérablement transformé la médecine des années 1990, des lacunes persistent. On estime

---

133 STEGENGA Jacob, *Medical Nihilism*, Oxford, Oxford University Press, 2018, p.16.

134 GRMEK Mirko, « The decline and emergence of disease », História, Ciências, Saúde-Manguinhos, vol 2, 1995.

l'erreur de diagnostic à 5% des actes réalisés[135], en sachant que certaines seraient aussi dues à des failles de raisonnement[136].

La gestion de probabilités, de pourcentages, d'évaluations et plus généralement l'emploi des statistiques n'est pas une donnée neutre dans une discussion sur la preuve. Le cas de l'induction est un exemple signifiant. Elle est utilisée dans la méthode de calcul des différences entre deux populations sur lesquelles est testé, par exemple, un nouveau médicament. C'est un raisonnement qui fait passer la validité statistique d'un échantillon à une validité plus générale, tout en sachant que cet élargissement n'est que probabiliste. Le piège principal consiste à confondre l'« induction » et la « déduction ». L'induction considère que les résultats obtenus sur quelques-uns est valable pour tous, alors que la déduction est une conséquence logique des prémices de l'énoncé. L'induction est donc l'extrapolation d'un énoncé singulier en un énoncé universel sans être certain que cette inférence soit justifiée[137]. La déduction s'exprime par exemple en ces termes : si Jackob est le frère d'Hermann, et qu'Hermann est le père d'Albert Einstein, alors Jackob est l'oncle d'Albert Einstein. Dans le cadre de la preuve médicale c'est l'induction qui est habituellement utilisée puisque les essais cliniques ont recours à un échantillon sur lequel sont réalisés des protocoles. Si les évaluations sont concluantes sur l'échantillon une inférence inductive va autoriser à généraliser la valeur que l'on accorde à la preuve obtenue à une grande population. La confusion entre induction et déduction n'est pas pourtant négligeable en termes de logique. On considère néanmoins souvent qu'une preuve médicale possède une valeur de déduction. Ce glissement sémantique a été réalisé par Jerzy Neyman dans les années 1940. Il s'est interrogé sur la qualification de raisonnement inductif ou déductif à donner aux

---

[135] SINGH Hardeep et *al.*, « The frequency of diagnostic errors in outpatient care : estimations from three large observational studies involving US adult populations », BMJ, 2014.

[136] TRIACCA Marie-Lucie et *al.*, « Aspects cognitifs de l'erreur en médecine », Swiss Medical Forum, 2018.

[137] POPPER Karl, *La logique de la découverte scientifique*, Paris, Payot, (1934) 1973, p.24.

résultats des calculs de probabilités[138]. Il a estimé que les preuves médicales ont pour objet d'orienter le comportement du praticien qui passe d'un idéal théorique à une mise en application pratique. L'utilisation concrète de ces outils un peu abstraits poursuit une finalité binaire et consiste soit à utiliser un traitement, soit à ne pas en utiliser, en essayant de ne pas s'embarrasser de données parasites exposant le soignant à des réflexions qui porteraient sur la valeur de la preuve. C'est donc en vertu d'une simplification destinée à clarifier l'utilisation ordinaire de ces données que ces subtilités se sont évaporées, en dépit de leur complexité et en amputant la signification originelle qui distingue ces deux éléments[139]. Il faut aussi ajouter que les capacités computationnelles ne sont pas très importantes chez l'humain dans la pratique médicale. La cognition repose sur des modèles relativement simples appelés heuristiques[140] qui attestent fréquemment de leur facilité à être trompés[141]. Aussi, pour ne pas contrarier l'exercice médical qui repose en permanence sur des décisions, ces subtilités théoriques ont été escamotées pour préserver les praticiens ancrés dans des réalités pragmatiques.

2 Une distinction entre preuve et essence

On entend classiquement par « preuve » ou par « fait » des choses dont on a constaté la réalité. Face à cette audacieuse hypothèse, la doctrine philosophique s'accorde souvent à employer la citation nietzschéenne « il n'y a pas de faits, il n'y a que des interprétations » issue de ses *Fragments Posthumes* (1882-1884). Il existe indéniablement une certaine vigilance qui

138 NEYMAN Jerzy, « Raisonnement inductif ou comportement inductif ? Les conceptions modernes de la statistique mathématique », Proceedings of the International Statistical Conferences, 1947.

139 DUMESNIL Julien, *Art médical et normalisation du soin*, Paris, PUF, 2011, p.144.

140 Sur ce point on consultera BERTHET Vincent, *L'erreur est humaine – Aux frontières de la rationalité*, Paris, CNRS éditions, 2018 et BRONNER Gérald, *L'empire des croyances*, Paris, PUF, (2003) 2018.

141 TVERSKY Amos et KAHNEMAN Daniel, « Judgment Under Uncertainty : Heuristics and Biases », Science, 185, 1974, p.1124-1131.

s'éveille aussitôt que l'on évoque un « fait » tel un constat imparable qui équivaudrait pratiquement à l'essence. Max Weber ajoute que la nature discursive des connaissances implique que « nous appréhendons la réalité par une chaine de transformations de l'ordre de la représentation »[142]. Supposer que l'on accède à l'essence possède sans doute des vertus antalgiques qui peuvent délivrer du vertige d'une complexité théorique. Pourtant l'accès à l'essence est souvent considéré comme impossible en philosophie, qui n'est pourtant pas une discipline réputée pour houspiller l'univers de l'abstraction lorsqu'il se présente. Il semble plus facile de s'accorder sur la détermination des mécanismes permettant de qualifier un phénomène observé que sur l'essence en tant que telle.

Bien qu'il ne s'agisse pas ici de condamner toute approche essentialiste de l'ontologie matérialiste, qu'il soit permis d'admettre que, de manière générale, il ne peut y avoir d'accès à l'essence mais plutôt à une extrapolation de cette essence par l'étude des phénomènes. Dans la phénoménologie de Husserl il est question de se figurer des « objets » par l'intermédiaire de perceptions émises par un « sujet ». Chez Heidegger l'accès à l'être (qu'il distingue de l'étant[143]) est considéré comme impossible, soulevant la question de l'identité du sujet qui ne peut être réduite à son essence[144]. L'accès à toute « vérité pure »[145] demeure insaisissable puisqu'il faut nécessairement utiliser le média des sens et des images mentales. L'essence de l'univers existe indépendamment des lois et des expériences qui cherchent à le caractériser. Pour Bachelard, le recours au média de la pensée pour concevoir ces faits dans l'esprit indique qu'il ne peut s'agir de l'essence. Nietzsche écrivait à cet égard que rien qu'en évoquant des choses de la vie ordinaires comme des fleurs, des arbres ou la neige, l'humain n'a pas un accès immédiat à leur entité originelle. Tout au plus peut-il saisir des

---

142 WEBER Max, *Essais sur la théorie des sciences*, Paris, Plon, 1965 p.177.
143 HEIDEGGER Martin, *Concepts fondamentaux*, Paris, Gallimard, (Cours de 1941) 1985 p.107.
144 *Idem.*
145 NIETZSCHE Friedrich, *Vérité et mensonge au sens extra-moral*, tard. Nils Gascuel, Paris, Actes Sud, 1997, p.13.

métaphores ou une succession d'anthropomorphismes issus de corrélations poétiques. Pour utiliser ses propres mots, les vérités que l'on attribue avec tant d'aisance aux faits sont « des illusions dont on a oublié qu'elles le sont, des métaphores qui ont été usées et vidées de leur force sensible, des pièces de monnaie dont l'effigie s'est effacée et qui ne comptent plus comme monnaie mais comme métal »[146]. Le monde ne serait ainsi que le produit d'une lecture, un arrangement esthétique, taxinomique, conceptuel de l'observateur. Il ne serait en aucun cas assimilable au réel, susceptible de fournir accès à l'essence des choses. Utilisant la métaphore de l'araignée à maintes reprises, Nietzsche indique dans *Aurore* que l'humain tisse des toiles de son propre monde et tient pour réel ce qui dérive de sa dynamique créatrice. Malgré l'apport de Kant en termes d'éloignement des pièges de la métaphysique, il persistait encore l'idée que le réel pouvait exister en tant que « chose ». « Pénétrer jusqu'au fond des choses, séparer la connaissance vraie de l'apparence et de l'erreur était pour l'homme socratique la plus noble des vocations et même la seule qui fût véritablement humaine »[147]. Or, il n'existe pas de réalité en elle-même, pas de chose en soi qualifiée ainsi par l'auteur de *Volonté de puissance* par l'expression de « chosité » en la qualifiant d'hypothèse « oiseuse ». L'entendement est ce qui motive l'entreprise de description du réel par les contraintes nécessaires à la vie pour façonner le monde.

La doctrine médicale n'est pas ignorante de ces réflexions puisqu'à travers la nosologie, par exemple, il était convenu qu'employer un mot pour qualifier une pathologie n'est qu'une « abstraction de l'esprit, et réveille par un seul trait toutes les images d'un grand tableau »[148]. Conscient que ces classifications sont souvent source d'erreur, les mots n'ont pour vocation que de venir au « secours de la mémoire »[149] afin de

---

146 *Ibid.*, p.17

147 NIETZSCHE Friedrich, *La naissance de la tragédie* in *Œuvres complètes*, Gallimard, Tome I, §14.

148 CABANIS Pierre-Jean-Georges, *Du degré de certitude de la médecine*, *op. cit.*, p.62.

149 *Ibid.*, p.38.

faciliter l'exercice de la médecine. Les objets du monde que l'on qualifie n'ont donc de signification que grâce à une convention de perception. Nietzsche ne révoque pas le réel quand il établit que les faits en eux-mêmes ne signifient rien. Il se contente de mettre en lumière qu'ils « doivent être mis en ordre et ne font sens qu'à la condition d'être déchiffrés et interprétés »[150]. En présentant des preuves médicales comme « ce qui est », on cherche surtout en réalité à se soustraire de toute discussion quant à leur authenticité que l'on suppose inébranlable. On considère que le chemin parcouru par la preuve pour avoir le droit de revêtir cette qualification a été suffisamment long et sinueux pour obtenir ce statut. Par conséquent celui-ci ne peut aboutir qu'à une traduction factuelle de la réalité ontologique. Ce procédé n'est pourtant que le fruit de raccourcis négociés avec le phénomène. En procédant ainsi soit on plaide par méconnaissance, ce qui ne serait pas totalement surprenant étant donné la subtilité de la tâche, soit on fournit un aveu de l'intentionnalité. Dans le premier cas on met en avant une naïveté candide, dans le second on accorde un statut hypertrophié à quelque chose qui ne le mérite pas.

Il faut toutefois considérer que cette erreur s'explique parce qu'elle procède d'une tradition mécaniste. Elle vise la caractérisation d'une réalité grâce à une méthode dont Descartes constitue sans doute la figure la plus emblématique avec son *Discours de la méthode* publié en 1637. La philosophie nietzschéenne invite à rompre avec les dangers du cartésianisme. En effet, Descartes croit fermement à « l'existence d'éléments absolus dans le monde objectif, mais encore il pense que ces éléments absolus sont connus dans leur totalité et directement »[151]. C'est aussi ce que conteste le constructivisme indiquant que dans les théories de l'apprentissage les connaissances ne se recopient pas de

---

150 REVAULT d'ALLONES Myriam, *La faiblesse du vrai – Ce que la post-vérité fait à notre monde commun*, Paris, Seuil, 2018, p.11.
151 BACHELARD Gaston, *Le nouvel esprit scientifique*, Paris, PUF, (1934) 2015, p.146.

manière exacte entre les individus, mais par des réplications plus ou moins fidèles[152].

Il faut aussi considérer la négation portée aux éléments contextuels qui contribuent à qualifier les faits. Les tenants de l'empirisme logique, par exemple, ne prennent pas en considération le contexte d'énonciation en ne se focalisant que sur la structure logique des énoncés. Ce qui constitue un parti prit dont on peut supposer qu'il néglige des éléments clés permettant de comprendre en quoi consiste une preuve médicale. Écarter le contexte historique de l'apparition de connaissances médicales pourrait sous-estimer des éléments éclairant la compréhension. Cette doctrine philosophique appelée épistémologie historique est chère notamment à Bachelard ou à Foucault qui dans un ouvrage a employé l'expression « d'archéologie »[153] pour parvenir à mettre en lumière la construction des savoirs depuis leur origine (gnoséologie) jusqu'à leur épanouissement.

Il existe néanmoins des adeptes de l'accès à l'essence des phénomènes. Arthur Schopenhauer a estimé que le corps permet d'en avoir un accès direct parce qu'il qualifie de « volonté » (qui n'est pas la volition, mais plutôt un mécanisme inconscient). Ce contact avec l'essence serait immédiat par l'enracinement du corps au monde à travers des représentations[154]. Contrairement à Descartes qui érige le sensualisme comme un piège pour la raison[155], Schopenhauer propose d'en faire une apologie et l'utiliser comme véhicule pour accéder à l'essence. Toutefois, la limite de cette proposition vient du fait que cet accès demeure abstrait.

Cette idée a d'ailleurs trouvé dans l'histoire de la médecine quelques échos. Il existe régulièrement dans les ouvrages

---

[152] PIAGET Jean, *Épistémologie génétique*, Paris, PUF, 1970.

[153] FOUCAULT Michel, *Archéologie du savoir*, Paris, Gallimard, (1969) 2014.

[154] SCHOPENHAUER Arthur, *Le monde comme volonté et comme représentation*, 3ème éd, PUF, 2017.

[155] DESCARTES René, *Discours de la méthode*, Paris, Vrin, (1637) 2005, p.88.

médicaux l'idée d'accéder à la pureté des phénomènes (envisagés comme l'accès à l'essence) lorsque l'on ouvre un corps et que l'on est émerveillé par le fonctionnement de la circulation sanguine, de la physiologie des organes, ou encore quand on comprend les mécanismes de la biologie cellulaire. On est tenté d'imaginer qu'un tel raffinement dans l'observation du vivant ne peut relever que de son essence. On est amené à croire que décrypter aussi finement ses propriétés qui ne cessent de surprendre est un accès aux secrets les mieux gardés de l'organisme et qu'il ne peut s'agir, encore une fois que de son expression ontologique originelle. Le piège est grand d'être aveuglé par le caractère « poétique » et parfois grisant de ces observations. Il n'y a alors plus qu'un pas entre une attitude scientifique rigoureuse et le renoncement à la vigilance qui conforte l'impression. Le fait que l'organisme soit directement appréhendable notamment grâce à l'anatomie a souvent accrédité cette pensée. Il existe de surcroît au XIXème siècle une volonté d'autonomisation scientifique de la médecine. Pour Claude Bernard « il y a des sciences qui, comme l'astronomie, resteront toujours pour nous des sciences d'observation, parce que les phénomènes qu'elles étudient sont hors de notre sphère d'action ; mais les sciences terrestres peuvent être à la fois des sciences d'observation et des sciences expérimentales », en ajoutant à ce titre que la médecine peut réaliser des observations « pures »[156]. En s'appuyant sur Descartes il souhaite se distinguer de l'autorité scolastique en s'appuyant sur des faits établis grâce à des expériences pour accroître encore la démarcation d'une médecine des connaissances et non de la croyance.

L'accès à des faits purs semble malgré tout difficile. Toutefois, il n'est pas interdit de chercher par le truchement des sciences médicales à étudier les conditions dans lesquelles les faits peuvent être caractérisés le plus précisément possible. Le travail de l'entendement consiste à dégager le plus d'objectivité possible dans l'étude des phénomènes, conscient que les limites

---

156 BERNARD Claude, *Introduction à l'étude de la médecine expérimentale*, *op. cit.*, p.56.

de l'expérience empêchent d'atteindre à l'essence qui appartient aux noumènes pour Kant ou à la chose même pour Husserl. L'analyse des phénomènes est très fortement liée au prisme des images que l'on retrouve dans l'esthétique transcendantale[157]. Selon la formule de Merleau-Ponty nous faisons effectivement « de la perception avec du perçu »[158] puisque nous transportons ce que nous percevons dans notre conscience au sein de laquelle existent déjà des structures par lesquelles seront traitées ce qui nous est rapporté du monde sensible. L'intérêt que l'on porte à un sujet dépend très fortement d'un contexte anthropologique et de l'histoire singulière de l'individu qui influencent tous deux cette perception. Ceci relativise encore un peu plus l'existence de faits universels. Dans le même temps, il se trouve que les sociétés créent elles-mêmes culturellement un contexte dans lequel sont produites les connaissances. De cette manière, il existe les éléments « méprisés »[159] qui sont la plupart du temps écartés au profit de ceux estimés dignes d'intérêt, ou notablement considérés par une société qui cherchera à les saisir et les discuter. Y compris en médecine les données faisant figure de preuve ont largement été fonction des conditions de production des connaissances. La société dans laquelle s'inscrivent les individus, et *a fortiori* les chercheurs, implique des représentations de l'organisme humain, de la pathologie et même plus généralement de la santé[160]. Elles sont influencées par un contexte politico-économique, des moyens technico-industriels et des modalités d'échanges entre les protagonistes sur ces sujets[161]. La dépendance à un appareil conceptuel est inévitable dans l'analyse. Il n'y aurait par exemple pas beaucoup de sens à se demander la signification d'une

---

157 KANT Emmanuel, *Critique de la raison pure*, Paris, Flammarion, 2006.

158 MERLEAU-PONTY Maurice, *Phénoménologie de la perception*, Paris, Gallimard, 1945, p .27.

159 TRÖHLER Ulrich, *Surmonter l'ignorance thérapeutique : un voyage à travers trois siècles* in FAGOT-LARGEAULT Anne (dir.), *L'émergence de la médecine scientifique*, *op. cit.*, p.35.

160 CANGUILHEM Georges, *Le normal et le pathologique*, Paris, 12 éd., PUF, (1966) 2015.

161 GAILLE Marie, *Philosophie de la médecine – Frontière, savoir, clinique*, *op. cit.*, p.160.

expression linguistique anglaise qui serait intégrée dans la structure d'une langue comme le russe ou le portugais[162]. C'est ce que Quine appelait la « relativité ontologique »[163]. Ceci est d'autant plus perceptible du fait que les critères d'élection du savoir dépendent du pouvoir social comme cela vient d'être évoqué. Ce qui implique également que ces données possèdent une validité tant que la société qui les a produites demeure stable. Aussi, les preuves médicales ne sont pas exemptées de ces mécanismes et s'insèrent totalement dans ces processus de fabrication des connaissances.

Il semble qu'y compris dans le domaine médical la science n'apporte pas autre chose qu'une ontologie « naïve », pour employer un terme d'Henri Bergson. Une position intermédiaire consiste à réhabiliter le scepticisme antique qui s'interrogeait sur la possibilité de connaitre ou de ne pas connaitre. Les partisans de cette doctrine avaient adopté une position moins saillante entre : rien n'est connaissable et tout est connaissable par le célèbre « pas plus » d'Énésidème (Ier siècle avant notre ère), reprenant une formule de Pyrrhon (IVème siècle avant notre ère). Les choses ne sont pas davantage connaissables que non connaissables en maintenant les connaissances sur un point de suspension pour Sextus (IIIème siècle), selon une expression tout à fait illustrative : « Que le miel soit doux, je ne le soutiens pas ; mais qu'il paraisse doux, je l'accorde »[164].

Malgré ces nuances, il semble que « certains continuent à se faire croire, se pensant plus malins, modernes et sérieux, que l'accès à la Chose en soi peut être garanti par une perception éclairée, une science puissante, une logique sophistiquée et un langage purifié du sens commun »[165]. Or, ce que la science permet notamment, c'est de procéder à ce que Merleau-Ponty appelle des découvertes négatives. C'est-à-dire que de manière

---

162 VARZI Achille, *Ontologie*, Paris, Ithaque, 2010, p.58.

163 QUINE Willard Von Orman, *Relativité ontologique et autres essais*, Paris, Aubier-Montaigne, (1977) 2008.

164 BÉNATOUÏL Thomas, *Le scepticisme antique* in PRADEAU Jean-François (dir.), *Histoire de la philosophie*, Paris, Seuil, 2009, p.14.

165 LIOGIER Raphaël, QUESSADA Dominique, *Manifeste métaphysique*, *op. cit.*, p.109.

apophatique elle peut dans le meilleur des cas soustraire à des concepts philosophiques leur validité en menant des expériences. Pour autant, ces expériences ne constituent pas en elles-mêmes des philosophies. Elles se cantonnent à trouver des biais pour « pour pallier la carence des concepts traditionnels, mais elle ne pose pas de concepts »[166]. L'erreur la plus fréquente consiste à envisager les faits, dont on considère parfois qu'ils sont à l'origine des preuves médicales, en opposition dichotomique avec des croyances. Cette polarisation présente naturellement un déficit important puisqu'elle tend à gommer les nuances intermédiaires jalonnant l'écart qui se situe entre croyances et connaissances. Cette opposition induit une erreur communément retrouvée selon laquelle les connaissances seraient des données sérieuses, gageant d'une validité scientifique attribuée à la preuve médicale là où, à l'opposé, les croyances seraient indignes de considération. En quelques sortes on demeurerait dans la croyance à défaut d'avoir su s'extraire de concepts passéistes, négligeant le fait que le propre de la connaissance consiste souvent à partiellement minimiser, ou à complètement ignorer le système de croyances dont il est issu et de se considérer immunisé contre elle.

Si la preuve se distingue de l'essence, il est toujours possible de se demander si l'accumulation de preuves serait suffisante pour retranscrire exactement l'ontologie de l'organisme. Collecter des faits pourrait conduire les preuves à être entendues comme l'exacte représentation de l'organisme. Bien que la phénoménologie à travers la voix de Heidegger dément cette possibilité[167], cette question est devenue particulièrement prégnante dans le cadre des réflexions bioéthiques qui conduisent parfois à réaliser des expériences de pensée. Deux hypothèses sont envisageables. Soit l'individu peut bénéficier d'une représentation de lui-même pure et authentique, soit ces informations ne sont pas aussi fiables et ne sauraient correspondre à la traduction exacte de la personne. La première hypothèse accorderait aux preuves un caractère certain, la

---

166 MERLEAU-PONTY Maurice, *La Nature*, Paris, Seuil, 1995, p.138.
167 HEIDEGGER Martin, *Concepts fondamentaux*, *op. cit.*, p.107.

seconde un caractère plus nuancé et les conséquences pratiques de ces deux positions aboutissent à des résultats forts différents. Dans le premier cas, en considérant que les preuves sont la traduction conforme d'une personne, il serait imaginable qu'en les transférant intégralement en dehors de l'individu on serait en mesure de le reconstituer à l'identique. Si cette expérience de pensée semble appartenir à des extrapolations futuristes, le développement des sciences médicales actualise de plus en plus leur nécessité, ce qui ne les confinera bientôt plus uniquement à l'univers de la théorie. Ces réflexions vont bon train dans les domaines du transhumanisme et du post-humanisme. Elles peuvent d'ailleurs se résumer à la question suivante : les données « factuelles » du corps et de l'esprit d'une personne sont-elles équivalentes à la personne ? Autrement dit, les informations de l'organisme sont-elles assez robustes pour permettre d'imaginer qu'une fois extraites il serait possible de recomposer un individu à l'identique et en quelque sorte lui redonner vie.

Cette interrogation qui revêt en apparence le costume d'une nième abstraction intellectuelle pourrait sembler inutile. Or, c'est précisément des réponses que l'on apporte à cette question qu'émergent des positions singulièrement différentes dans la façon d'envisager le vivant, et par extension de considérer la valeur d'une preuve. Les applications très pratiques qui en découlent entrainent avec elles des perspectives opposées quant aux stratégies médicales actuelles et à venir. Si on ne souscrit pas à cette idée on estimera, à l'inverse, qu'un individu est une entité qui est quelque chose de plus que les données qui le racontent. Quand bien même la factualité de ces données posséderait un haut degré de certitude, la réduction de l'organisme à sa seule composition ne serait pas imaginable. La différence entre ces positions est majeure. Elle révèle une posture philosophique différente quant au statut que l'on accorde aux preuves en médecine. Si à l'inverse on pense que les informations d'une personne, les fameuses *data* une fois collectées, correspondent à la personne, à son essence, alors il devrait théoriquement être possible de la reproduire à l'identique. Par application de ce principe, en réduisant la personne ou même l'organisme à ses composantes, des raisonnements philosophiques sur l'identité personnelle émergent. En effet, le statut des preuves exige des réponses pour savoir s'elles ne sont qu'une interface de l'organisme ou l'organisme lui-même. Les réflexions délicates relatives au statut de la personne, dont l'identité n'est jamais rien d'autre que partielle, renvoyait automatiquement à une interrogation philosophique abordée par Héraclite. Il utilisait l'image mettant en scène une personne qui ne peut jamais véritablement entrer deux fois dans le même fleuve puisque ce ne sera plus la même eau[168]. Autrement dit, les molécules qui constituent le fleuve ne seront plus identiques dans des temporalités différentes. Des dilemmes similaires surviennent chez Plutarque dans l'exemple du bateau de Thésée. Cette « galiote » était un vaisseau que les Athéniens entretenaient en ôtant les vieilles pièces de bois lorsqu'elles pourrissaient en les remplaçant par des neuves. Au fil du temps les modifications étaient tellement conséquentes que la question était de savoir s'il était possible que le bateau soit, au final, encore identique au bateau originel qui était celui de Thésée[169]. Les techniques philosophiques arborant des raisonnements pour résoudre cette difficulté sont nombreuses[170].

En poursuivant l'idée selon laquelle des preuves collectées permettent de considérer un individu (avec l'idée implicite de son essence) comme une somme d'informations organiques, il devient également possible de s'interroger sur son identité si elle se retrouve partiellement modifiée par des artifices technologiques. Ces sujets alimentent d'ailleurs nombre de productions du registre de la science-fiction qui illustrent des applications de plus en plus actuelles : « Gohst in the Shell » (1995), « Black Mirror » (2011), « Real Humans » (2014), « Years and Years » (2019). Ce phénomène est d'autant plus vif que des outils technologiques peuvent aujourd'hui demeurer

---

[168] HÉRACLITE in DIELS Hermann, *Die Fragmente der Vorsokratiker*, Zurich et Berlin, Weidmann, 1951.

[169] PLUTARQUE, *Les vies des hommes illustres*, Paris, Gallimard, 1951, p.21.

[170] FERRET Stéphane, *Le bateau de Thésée*, Paris, Les Éditions de Minuit, 1996.

dans le corps et participer au maintien en vie comme les pacemakers, à restaurer des fonctions comme les prothèses articulaires, voir à l'amélioration des performances. On se souvient d'Oscar Pistorius qui, bien qu'amputé de ses deux jambes, s'était qualifié dans la compétition des valides en demi-finale du 400 mètres aux Jeux Olympiques de Londres en 2012 et de Jarryd Wallace, amputé de la jambe droite, qui a couru le 100 mètres en 10,71 secondes en 2015. Tant et si bien que des discussions nouvelles émergent pour savoir s'il serait bien admissible que les prothèses et plus généralement la technologie « favorise » les athlètes en situation de handicap lorsqu'ils sont susceptibles d'obtenir de meilleurs résultats que les valides.

Enfin, la confiance accordée aux données issues de l'organisme est exacerbée grâce aux outils technologiques tels que les IRM fonctionnelles. Associés aux prélèvements biologiques divers, à la génétique et à l'épidémiologie la médecine peut rendre compte de constats multiples sur l'état de santé d'une personne. Ces collections sont en mesure d'apprécier l'état de santé du patient et même d'émettre des prédictions sur son avenir. Sans ces outils, un individu isolé ne serait certainement pas en mesure d'estimer une hypocalcémie, une hyperthyroïdie, ou si une vitesse de sédimentation présente des signes inquiétants, si son cerveau ou sa prostate sont intègres, si des cellules endométriales ont migrées dans des endroits indésirables avant l'apparition de symptômes. Toute la difficulté qui se pose est de savoir si une fois rassemblés ces éléments constituent l'essence de l'organisme par un artifice technologique, ou si au contraire ils ne sont qu'une expression de celui-ci. Si l'on accepte l'idée que la médecine consiste à prendre en charge un patient et non une partie de ce patient (même à considérer que l'on puisse posséder des données sur l'intégralité de son organisme), un des éléments susceptibles de faire pencher la balance en faveur de la première option serait de savoir si les médecins estiment que les outils techniques fournissent suffisamment d'informations à un point tel qu'ils pourraient se dispenser du patient pour déterminer son état de santé. Sur ce point, il semble que la doctrine médicale fasse plus que suggérer cette proposition. Des séries à succès en sont parfois la caricature comme dans le cas de Dr House. Il se trouve par ailleurs que certains actes médicaux se réalisent à distance physique du patient avec l'aide de la télémédecine. Parmi les cas emblématiques on rapporte une cholécystectomie (ablation de la vésicule biliaire) effectuée par téléchirurgie nommée : « opération Lindbergh » réalisée le 7 décembre 2001 par une équipe de New York sur une patiente qui se trouvait à Strasbourg. La distanciation physique et la collection de données numériques modifient le rapport « historique » à la médecine. Cette façon de reconsidérer les outils et les pratiques médicales invite à interroger la représentation de l'organisme, de son essence et de la valeur attribuée aux preuves qui s'y rattachent.

B : Les limites attachées au paradigme des sciences médicales

Des nuances doivent être à leur tour apportées au sujet de l'enveloppe contenant les preuves médicales. C'est à la lumière d'éléments trop souvent considérés à tort comme implicites qu'une communauté scientifique les admet avec tant de confiance. Les procédures conduisant à évaluer une stratégie thérapeutique, ou le lexique employé pour labéliser son succès sont des gages de légitimation. Ce qui relève parfois pratiquement de connivences intellectuelles méritent investigation. Elles participent à la délimitation d'un modèle qui correspond à une tradition scientifique particulière. L'actuel paradigme défini d'ailleurs la preuve médicale par rapport à certains procédés qui, une fois analysés présentent d'importantes limites. Il convient d'appréhender le cadre méthodologique des essais cliniques (1) ainsi que la confusion habituelle entre la notion d'efficacité et d'effectivité (2).

1 Le cadre méthodologique des essais cliniques

Le cadre méthodologique dans lequel se situent les essais cliniques peut ajouter son lot de nuances à la preuve médicale.

Celle-ci dépend de nombreux paramètres qui l'influencent à bien des égards. L'un d'entre eux tient au fait que dans des conditions optimales d'expérimentation il faudrait idéalement ne pas le prévenir le patient qu'il participe à une étude, ceci pour être assuré de la plus grande « neutralité ». Cette garantie permettrait de s'approcher au plus des conditions réelles. En effet, informer qu'il est possible de recevoir (ou non) un médicament conditionne obligatoirement le sujet à son insu. Toutefois, s'abstenir d'informer un patient est inenvisageable depuis le procès de Nuremberg après quoi des normes internationales et européennes se sont instituées. Pour le droit français cette obligation figure à l'article L. 1122-1 du Code de la santé publique. La seule limite concerne une recherche qui implique la personne humaine et des exigences méthodologiques qui ne seraient pas compatibles avec l'obtention du consentement. Dans ce cas « le protocole présenté à l'avis du comité de protection des personnes concerné peut prévoir que ce consentement n'est pas recherché et que l'information [...] est collective »[171]. Concrètement, même si le protocole de recherche prévoit que la mise en place de l'étude implique de rendre délicat le recueil du consentement du patient, il est tout de même nécessaire de s'assurer qu'une information est préalablement communiquée. Une reproduction identique des conditions réelles semble impossible à obtenir même si certains modèles s'évertuent à le contourner avec d'ingénieuses habiletés[172]. Comme l'indiquent les juristes ce choix n'est pas le fruit du hasard mais d'une véritable volonté législative[173]. Par conséquent l'état d'esprit de la personne sera nécessairement orienté. On peut imaginer qu'un individu sera dans un état d'esprit différent face à un traitement jugé dangereux ou face à un traitement novateur du fait de son caractère expérimental. Le simple fait d'être observé active la

---

[171] Article L. 1122-4 du Code de la santé publique.

[172] SEDGWICK Philip, SOKOL Daniel, « Zelen's design », BMJ, n°345, 2012.

[173] MATTIUSSI Julie, « Entre simplification des procédures et protection des individus : le nouvel équilibre de la loi Jardé relative aux recherches impliquant la personne humaine », RDSS, n°195, 2018, p.294.

manifestation de l'effet nommé « Hawthorne »[174]. En effet, lorsqu'un sujet est conscient de participer à une étude son comportement s'en retrouve modifié. Il a été mis en évidence au début du XXème siècle par une expérience qui indique un lien entre les éclairages au sein d'une entreprise et la productivité des ouvrières. Le plus surprenant était que lors des expérimentations la productivité était modifiée positivement dans tous les groupes. Néanmoins, dans certains d'entre eux les conditions de travail devaient justement être altérées. Malgré cela la productivité avait également augmenté y compris chez les ouvrières où elle était censée se dégrader. Ces résultats, à première vue contre-intuitifs, avaient permis de conclure que le comportement de la personne est modifié par le simple fait que celle-ci est consciente de participer à une expérience.

Des écueils méthodologiques peuvent également influencer la preuve du fait des capacités des expérimentateurs à « jouer la comédie ». Il se trouve que lors de certaines situations il n'est possible de tester un acte de soin qu'à la faveur d'une technique factice en aveugle. C'est-à-dire sans que le patient sache si le produit qui lui est délivré correspond à un nouveau traitement ou à un traitement de référence. Si à l'insu du patient l'administration d'un produit industriel ou d'un placebo ne présente pas d'obstacle particulier, certains traitements non-médicamenteux comme les thérapies manuelles ou chirurgicales ne se prêtent pas aisément à ce modèle expérimental. Dans le cas des thérapies manuelles la réalisation d'un essai impliquerait que le patient ne parvienne pas à se douter du caractère artificiel du traitement qui lui serait proposé. Or, un patient ayant déjà consulté par le passé un chiropraticien ou un ostéopathe, par exemple, pourrait réaliser que les actes ne sont pas conformes à ceux qui sont habituellement pratiqués en pareilles circonstances. Les suspicions du patient (conscientes ou inconscientes) reposeraient sur des faisceaux d'indices

---

174 BUNGE Mario, *Philosophie de la médecine – Concepts et méthodes*, *op. cit.*, p.155.

suffisants pour procurer la sensation d'une anomalie[175]. Agir de manière pratiquement factice obligerait le professionnel à incarner un rôle[176]. Pour cela il serait contraint de recourir au mensonge à de nombreuses reprises et pendant une durée importante. À titre d'exemple une consultation d'ostéopathie dure en moyenne 45 minutes[177]. Ce qui représente trois fois plus de temps qu'un rendez-vous de médecine conventionnelle[178]. Trouverait-on acceptable qu'un professionnel fasse délibérément semblant de soigner un patient en posant malgré tout ses mains sur lui en étant délibérément conscient de ne pas mobiliser ses compétences ? D'autant plus que les professionnels de la santé ont tendance à identifier ce qui améliore la condition du patient et favorisent les comportements qui y contribuent. L'implication physique du praticien exacerbe le dilemme moral consistant à prodiguer un soin que l'on sait factice ou insuffisant, alors que l'administration d'un médicament est préservée par la brièveté de son intervention et de sa distanciation physique qui atténue l'engagement « émotionnel ». Cette posture éthique particulière qui mériterait débat se retrouve aussi lors de la chirurgie simulée[179]. Des questions se posent lorsqu'il s'agit de ne pas réaliser des actes chirurgicaux à des patients qui seraient potentiellement candidats à les recevoir prenant le risque de contrarier leur prise en charge en la retardant.

---

175 ROSSETTINI Giacomo et *al.*, « Context matters : the psychoneurobiological determinants of placebo, nocebo and context-related effects in physiotherapy », Archives of Physiotherapy, 2020.

176 Dans une étude récente des traitements factices ont été réalisés sur des patients avec une méthodologie intéressante NGUYEN Christelle et *al.*, « Effect of Osteopathic Manipulative Treatment vs Sham Treatment on Activity Limitations in Patients With Nonspecific Subacute and Chronic Low Back Pain – A Randomized Clinical Trial », JAMA, 2021.

177 Syndicat Français Des Ostéopathes, 2016, https://www.osteopathe-syndicat.fr/consultation-osteopathe.

178 La durée d'une consultation en médecine conventionnelle serait en moyenne de 16 minutes, BREUIL-GENIER Pascale, GOFFETTE Céline, « La durée des séances des médecins généralistes », DRESS, 2006.

179 SZAWARSKI Zbigniew, *Le concept de placebo* in FAGOT-LARGEAULT Anne (dir.), *L'émergence de la médecine scientifique*, *op. cit.*, p.136.

Il existe un impératif scientifique qui interroge particulièrement l'éthique médicale[180]. Ce dilemme est d'ailleurs évoqué depuis longtemps par Austin Bradford Hill qui interroge la convenance d'une attitude thérapeutique consistant à « refuser à un patient un traitement qui pourrait vraisemblablement lui procurer un bénéfice ? » lors d'un essai clinique[181]. Le recours à la technique de randomisation empêche théoriquement les praticiens de classer les patients dans les groupes de leur choix. L'utilisation d'une technique en double aveugle quant à elle empêche de savoir s'il s'agit du traitement testé ou d'un traitement placebo (ou encore d'un traitement de référence s'il existe). D'un côté il faut reconnaître qu'une personne en souffrance prend obligatoirement le risque de se retrouver dans un groupe où elle recevra un placebo. D'un autre, une personne bien portante prend le risque de subir les effets secondaires d'un traitement dont elle n'avait pas besoin. Elles doivent accepter cette probabilité. Il ne s'agit pas ici d'une problématique qui se situe sur un plan juridique puisque la personne peut toujours décider de ne pas participer à l'étude, mais plutôt d'une réflexion éthique sur la licéité morale de ce procédé. Il s'agit d'assumer l'idée de priver une personne de l'accès à un traitement, certes expérimental, mais qui présente des chances d'apporter un bénéfice thérapeutique. Cette question n'est autre qu'un nouvel avatar du conflit entre les sciences médicales où sont élaborés des protocoles appartenant à l'univers de la théorie et la pratique médicale qui se confronte de manière très pragmatique à la souffrance humaine accompagnée de dilemmes relevant de l'éthique médicale.

Par ailleurs, la preuve médicale se confronte aussi à des difficultés méthodologiques qui se manifestent par un grand nombre de biais dont il convient d'en aborder les principaux. Ces limites atténuent le caractère factuel qui leur est attribué. Le premier d'entre eux est le biais de publication. Depuis les années 1960 les chercheurs comme les revues étaient plus

---

180 BEARD David et *al.*, « Considerations and Methods for Placebo Controls in Surgical Trials », The Lancet, 2020.

181 HILL Austin Bradford, *Statistical Methods in Clinical and Preventive Medicine*, Edinburgh-London, E and S Livingston, 1962, p.5.

enclins à prendre en compte les conclusions estimées intéressantes. Les études qui présentaient des résultats statistiquement significatifs étaient par exemple davantage publiées[182]. Une des conséquences de ce phénomène implique que les autres études étaient écartées. Ce qui ne signifie pas pour autant que ces autres études ne produisaient aucun résultat qui auraient pu participer à accroître les connaissances. Toutefois, aux yeux des praticiens ces résultats ne pouvaient exister à défaut de pouvoir les consulter. C'est ainsi que les informations qui étaient portées au grand jour étaient tout à fait partielles au détriment de celles qui, bien qu'également enrichissantes, ne bénéficiaient pas de la même visibilité et du même impact. La diffusion partielle des données nuit obligatoirement à la bonne compréhension des preuves médicales disponibles. Les soignants n'ayant accès qu'à certaines informations n'apprécient que les preuves qui leur sont soumises, ce qui est très peu commode puisqu'ils ne peuvent par conséquent les pondérer ou les mettre en perspective pour décider de la valeur à leur attribuer. Ils ne sont seulement qu'en mesure d'assister passivement à ce que le fruit de certains mécanismes leur laisse la possibilité de consulter.

Le biais de sélection, quant à lui, indique que des erreurs peuvent être commises lors de la répartition des patients dans les différents bras d'un essai clinique. Théoriquement des critères d'inclusion, d'exclusion, ou encore de non-inclusion, permettent d'établir des groupes les plus identiques possible pour effectuer des comparaisons. L'influence humaine lors de la constitution des groupes s'attache (consciemment ou non) à des éléments tantôt explicites et tantôt indicibles qui orientent les choix lors de cette répartition. La différence de constitution d'un groupe induira un biais important qui rendra leur comparaison délicate. Le risque est de taille puisque l'étude pourra être entachée et même parfois devenir inexploitable. À titre d'exemple dans la pseudo-randomisation, si la sélection des groupes sur lesquelles un essai clinique est réalisé se fait sur

182 HEDGES Larry, « Estimation of Effect Size under Nonrandom Sampling : The effects of Censoring Studies Yielding Statistically Insignificant Mean Differences », Journal of Educational Statistics, Vol 9, 1984.

des critères objectifs (date de naissance, jour de consultation), l'expérimentateur pourra aisément deviner, même à son insu, le critère de répartition. Dans cette configuration les résultats seront fortement altérés. Ce constat est d'ailleurs assez ancien puisqu'il date des années 1970 où trois médecins (Archibald Cochrane, Alvan Feinstein et David Sackett) ont développé l'épidémiologie clinique. Dans son livre édité en 1972 : *Effectiveness and Efficiency : Random Reflections on Health Services*, Cochrane vulgarisa l'intérêt de recourir à la randomisation. Le fait d'éviter les biais de sélection constitue une étape incontournable pour obtenir des données scientifiquement fiables. Aujourd'hui la sophistication des protocoles permet de contourner la plupart de ces écueils. Or, une difficulté majeure se présente dans le cas où un patient refuse « d'être randomisé »[183]. Cette hypothèse oblige parfois à modifier tout le design d'une étude pour s'adapter à des volontés auxquelles il est difficile de se soustraire. La recherche de la limitation des facteurs de dispersion implique d'obtenir des échantillons de population les plus identiques possible. La critique qui est à cet égard souvent adressée vient du fait que la « pureté » d'un échantillon se distingue de la réalité épidémiologique qui, elle, n'est jamais véritablement pure.

Les biais d'attrition concernent des patients qui participent à un essai et qui pour plusieurs raisons vont sortir de l'étude avant la fin. Par conséquent l'exploitation des résultats sera contrariée. Ce biais apparaît particulièrement lorsque le protocole de l'étude ne se réalise pas identiquement entre les bras et en modifie les paramètres. Si ces paramètres ne se sont pas les mêmes dans les groupes la comparaison sera inévitablement compromise. À titre illustratif, on peut imaginer un essai clinique mené sur un médicament susceptible de soigner une pathologie quelconque. Le protocole consisterait à donner un médicament à plusieurs reprises, espacées d'un jour chacune puis de faire revenir les personnes pour réaliser une évaluation de leur état de santé. En imaginant qu'il y ait 200

183 GUEGUEN Juliette et *al.*, « Evaluation de l'efficacité de la pratique du jeûne comme pratique à visée préventive ou thérapeutique », Expertise scientifique INSERM (U669), 2014, p.81.

sujets qui acceptent de participer à la recherche, grâce à la randomisation ils sont répartis en deux groupes numériquement équivalents. Le premier groupe A (100 personnes) teste à l'aveugle le nouveau traitement et le second groupe B (100 personnes) reçoit un traitement de référence. Admettons que dans le groupe A, 50 sujets abandonnent l'essai pour diverses raisons. En revanche, 25 sujets présentent une amélioration et les 25 autres ne présentent aucune amélioration. Dans le groupe B il n'y aurait en revanche aucune sortie d'essai, 25 sujets ont présenté une amélioration et 75 n'ont présenté aucune amélioration. Deux lectures sont possibles. Une première consiste à mettre de côté les personnes qui ont quitté l'essai. On obtient 50% d'amélioration par le groupe A et 25% d'amélioration pour le groupe B. Une seconde permet d'inclure les patients sortis d'essai et l'on considère que dans les deux groupes seul 25% des patients ont eu des améliorations. Pourtant dans les deux cas la comparaison statistique des bras est contrariée apportant une valeur tout à fait différente à la preuve médicale.

Dans un autre registre, il faut également mentionner le biais de confirmation inhérent aux chercheurs[184]. L'idée est assez simple. Il semble que les personnes attribuent un poids plus important à ce qui confirme leurs croyances. Ce qui implique aussi que les éléments avec lesquels l'individu n'est pas consonnant ont tendance à être écartés. Ce qui explique les raisons pour lesquelles les chercheurs financés par le fabriquant d'un traitement auront des difficultés à lutter contre leurs convictions personnelles quand il s'agira de l'évaluer. Les exigences actuelles demandent néanmoins y compris aux statisticiens d'être mis en aveugle afin de contourner cette tendance de l'esprit.

Une difficulté supplémentaire vient de la très faible fiabilité inter-évaluateur au sujet de l'interprétation des résultats. Le test Kappa (κ) qui permet de vérifier l'accord entre deux observateurs indique souvent que les *reviewers* des articles

[184] Sur ce point on consultera BRONNER Gérald, *L'empire des croyances*, *op. cit.*

médicaux peuvent aisément présenter des lectures idiosyncrasiques. Lors de tests effectués sur ce sujet aussi capital, sur 107 essais cliniques contrôlés et randomisés analysés par deux *reviewers*, le test de Kappa a indiqué que la fiabilité était très modérée. Cette expérience a été réalisée à d'autres reprises sur 163 essais soumis à cinq *reviewers* et les résultats ont indiqué que la fiabilité était là-encore assez faible[185]. Pour le dire autrement, l'évaluation de l'effectivité d'un traitement par des individus peut aboutir à des interprétations variables, voire opposées sur la base de données identiques. Il en est d'ailleurs de même pour la fiabilité inhérente aux outils et aux analyses de manière générale. Le recours aux Quality Assessment Tool (QAT) met en lumière cette grande variabilité. Une étude effectuée à l'aide d'un QAT à la fin des années 1990 portant sur 17 essais cliniques au sujet de la prise en charge des thromboses post-opératoires dans une méta-analyse a révélé que les résultats pouvaient être exagérés de 35%[186]. Qu'il soit enfin ici permis uniquement de mentionner l'exemple des publications du « National Heart, Lung and Blood Institute ». À l'an 2000, il est devenu obligatoire de préenregistrer les données des essais cliniques randomisés. L'analyse des essais avant et après ce changement a révélé que le fait de se sentir surveiller peut modifier les résultats que les chercheurs sont susceptibles de produire (variant de 8% à 57%)[187]. Pourtant, si l'hypothèse X est supportée par des preuves médicales qui tendent à la valider, mais qu'elles sont le fruit d'erreurs ou d'explications idiosyncrasiques, elles perdent immédiatement leur consistance. Ces quelques éléments indiquent que le caractère de certitude scientifique qu'il est possible d'attribuer à une preuve sont relatifs et qu'ils doivent être accueillis avec la plus grande prudence. Malgré ces précautions, il n'est pas rare de lire qu'un traitement qui a fait l'objet d'un essai clinique aux résultats

---

[185] HARTING Lisa et *al.*, « Risk of bias versus quality assessment of randomised controlled trials : cross sectional study », BMJ, 2009.

[186] JÜNI Peter et *al.*, « The hazards of scoring the quality of clinical trials for meta-analysis », Journal of American Medical Association, 1999.

[187] KAPLAN Robert, IRVIN Veronica, « Likelihood of null effects of large NHLBI clinical trials has increased over time », Plos One, 2015.

favorables est médicalement prouvé. La nature de cette preuve est d'ailleurs souvent associée à une efficacité alléguée. Or, il semble que ce terme soit victime d'une utilisation soit abusive, soit impropre.

Certaines autres difficultés techniques se présentent lors qu'il s'agit de reproduire à l'identique une expérience. Une analyse réalisée sur une population pendant deux ans correspond *a priori* à quelque chose de reproductible. Toutefois, elle devra tenir compte du fait que cette population peut présenter des variations considérables entre son début et sa fin puisqu'elle dépend de facteurs psychologiques, économiques, sanitaires, sociaux, parmi de nombreux autres. Dès lors, les essais ne pourront que très difficilement être réalisés dans des conditions strictement identiques. Ces obstacles constituent une difficulté plus prégnante en médecine que dans d'autres disciplines qui seraient moins soumises à des déterminations humaines. Ce qui explique pourquoi il est souvent reproché le caractère non-reproductible d'un traitement médical dans le cadre d'expérimentations y compris les plus strictes. L'exemple de la mesure de la tension artérielle au brassard employée classiquement dans les cabinets médicaux est en ce sens assez signifiante puisqu'elle est réputée pour son caractère particulièrement non-reproductible[188]. Pour autant cette technique est encore couramment utilisée et donne des résultats considérés par le professionnel comme des preuves tout à fait recevables, bien que les sciences médicales estiment qu'elle n'est pas d'une grande fiabilité.

Une problématique supplémentaire mérite d'être mentionnée. La question de la définition de ce que l'on souhaite évaluer est souvent délicate et toujours primordiale. Investir les différentes composantes de ce qui se joue lors d'une intervention, et particulièrement les interventions complexes, et identifier des praticiens en mesure de délivrer un soin conforme à la description initiale pose de multiples interrogations qui sont

---

[188] FALISSARD Bruno, *Comprendre et utiliser les statistiques dans les sciences de la vie*, 3ème éd, Paris, Masson, 2005, p.13.

toutes susceptibles d'influencer les résultats et les interprétations de ces résultats.

De plus, les thérapies manuelles ou encore l'acupuncture ne se prêtent pas parfaitement à la méthodologie prévue pour les essais cliniques qui ont été fondés pour évaluer des produits industriels. D'autres critères existent pour procéder à des évaluations, notamment des outils destinés aux interventions dites complexes. Le caractère hautement « praticien dépendant » est une difficulté considérable qui est à ce jour un paramètre difficile à isoler. Entre un praticien expérimenté et un novice, entre les propriétés très variables inhérentes au toucher et les préférences implicites du patient, les obstacles méthodologiques sont considérables. Seules des stratégies de contournement telles que : « définir le cadre de l'intervention, proposer un référentiel clair » [189] semblent pour le moment constituer des pistes destinées à les résoudre. Pour le médicament le recours aux techniques aveugle simple ou double est envisageable. Il peut effectivement être administré par n'importe quelle personne autorisée sans prérequis sophistiqué. C'est également ce qui diffère des actes de chirurgie, de thérapie manuelle ou plus généralement de médecine dite traditionnelle qui nécessitent des savoir-faire spécifiques lors de leur réalisation. Des méthodes relevant parfois de la supercherie vis-à-vis du patient ont même étés mobilisées pour contourner cette difficulté, notamment dans le cas de l'acupuncture, par le moyen d'aiguilles truquées (*Takakura device*[190]) qui avaient pour fonction de rendre impossible au patient de déterminer s'il était véritablement piqué[191]. D'autres compromis sont évoqués pour déterminer des preuves médicales au sujet de traitements qui se rendent, par

---

[189] GUEGUEN Juliette, *Évaluations des médecines complémentaires : quels compléments aux essais contrôlés randomisés et aux méta analyses ?*, *op. cit.*, p.35.

[190] ZHANG George Shengxi et *al.*, « Systematic review of acupuncture placebo devices with a focus on the credibility of blinding of healthy participants and/or acupuncturists », Acupuncture in Medicine, vol 36, 2018.

[191] BARRY Caroline et *al.*, « Evaluation de l'efficacité et de la sécurité de l'acupuncture », Expertise scientifique réalisée par l'unité Inserm U669 à la demande du Ministère de la Santé (DGS), 2014, p.54.

nature, incompatibles avec le paradigme destiné aux produits industriels.

De nombreuses réflexions sont alors soulevées. Certains considèrent ne pas avoir besoin de recourir aux techniques de double aveugle dans la mesure où la pratique médicale permet de constater de manière satisfaisante l'efficacité d'un traitement. D'autres arguments mettent en avant le fait que le recours aux techniques en aveugle mésestime l'impact du suivi, celui des valeurs liées aux croyances, des motivations ou encore des préférences des praticiens. Bien que ceux-ci prétendent souvent ne pas se sentir concerné. En essayant de mesurer les effets appelés « spécifiques » d'un médicament on oublie souvent de s'intéresser à la richesse et la complexité des effets « non-spécifiques ». Or, l'absence de technique en aveugle pourra toujours être invoquée en cas de résultats positifs. Les effets bénéfiques seront automatiquement attribués à des effets non spécifiques. En d'autres termes si l'essai est réalisé sans recours à des techniques en aveugle, un argument inévitable consistera à dire qu'il est méthodologiquement impossible de savoir à quoi est dû le succès du traitement. En somme, pour toute justification on reprochera à l'essai de ne pas avoir eu recours à ce qu'il a sciemment souhaité écarter. Pourtant, ces limites pourraient être entendues sans animosité puisque dans des conditions de vie réelle « le patient et le praticien ne sont pas en aveugle, et les préférences du patient orientent effectivement son parcours de soins et conditionnent ses choix »[192]. Dans des conditions ordinaires le modèle biopsychosocial indique que la place des croyances et de la conviction sont très présentes et ne se résument pas à la seule application d'une thérapie. L'utilisation des études à quatre bras comprenant un groupe sans traitement, un groupe avec un traitement conventionnel, un groupe avec des « sham technics » et un groupe avec intervention de thérapie manuelle essayent notamment de surmonter ce problème.

---

192 GUEGUEN Juliette, *Évaluations des médecines complémentaires : quels compléments aux essais contrôlés randomisés et aux méta analyses ?*, *op. cit.*, p.39.

La difficulté majeure dans le cas des thérapies manuelles consiste à distinguer les effets spécifiques, c'est-à-dire les effets obtenus uniquement grâce au traitement, des effets non-spécifiques qui sont à mettre sur le compte d'éléments variables. Le temps d'une prise en charge en thérapie manuelle est un facteur considérable puisqu'il peut être susceptible d'accroître l'adhésion du patient au traitement qui lui est proposé. Le contact manuel est souvent perçu comme quelque chose de chaleureux, de réconfortant, susceptible de renforcer la perception méliorative du patient sur le traitement dispensé et biaiser l'évaluation des effets spécifiques en comparaison à la délivrance parfois plus « froide » et « distante » d'un médicament. Ainsi, les effets non-spécifiques semblent en apparence davantage accompagner la prise en charge en thérapie manuelle rendant leur évaluation plus difficile[193]. Si grâce à certains outils il est envisageable d'évaluer les techniques utilisant des aiguilles, par exemple, pour en mesurer les effets spécifiques, il est très difficile d'effectuer une évaluation isolée de l'anamnèse accompagnée des modalités de communication entre un soignant et un soigné bien que certains modèles ingénieux proposent de les résoudre[194]. Pourtant ces éléments appartiennent aussi aux effets non-spécifiques d'un traitement. Le risque est également d'imaginer une absence totale d'effets spécifiques d'une quelconque méthode de soin pour ce seul motif[195]. De la même manière il est difficile pour les chercheurs d'établir la limite entre le spécifique et le non-spécifique tant la frontière qui les sépare semble poreuse. Dans le cas de l'acupuncture « l'anamnèse et le processus de diagnostic, ainsi que certains aspects de la parole et de l'écoute soient également considérés comme des éléments spécifiques de

---

[193] BIALOSKY et *al.*, « The mechanisms of manual therapy in the treatment of musculoskeletal pain: a comprehensive model », Manual Therapy, 2009.

[194] KAPTCHUK Ted Jack et *al.*, « Components of placebo effect : randomized controlled trial in patients with irritable bowel syndrome », BMJ, 2008.

[195] PATERSON Charlotte, DIEPPE Paul, « Characteristic and incidental (placebo) effects in complex interventions such as acupuncture », BMJ, 2005.

l'intervention »[196], et dans la thérapie manuelle il existe un léger effet thérapeutique associé à l'évaluation manuelle, qui ne correspond normalement qu'à la partie préliminaire au traitement[197].

2 La confusion entre efficacité et effectivité

La confiance attribuée aux preuves médicales explique le recours au champ lexical de la « factualité » et de « l'efficacité » des interventions thérapeutiques. L'étude des moyens et des finalités médicales révèle toutefois que des approximations ont été prises pour des vérités, que des tâtonnements sont confondus avec des certitudes et des remèdes grossiers avec des traitements précis[198]. Contrairement à une idée largement rependue, il semblerait que la majorité des traitements médicaux ne soit pas particulièrement spécifiques et agisse en entrainant une cascade de réactions biologiques dont il est pratiquement impossible de rendre compte de manière satisfaisante. Les conséquences biochimiques sont multiples. Certaines sont même fortement décorrélées de la problématique pour laquelle elles sont pourtant utilisées. C'est pour cette raison que les effets secondaires indésirables sont très nombreux.

Leur réalité est difficile à établir puisque d'une part des biais de publication (évoqués précédemment) empêchent de mesurer exactement l'impact négatif de ces cascades de réaction et, d'une autre, des intérêts commerciaux (évoqués ultérieurement) participent à minimiser l'accès à ces données. Les exemples sont légion. Si l'on ne devait n'en nommer qu'un pour illustrer ce phénomène, le cas de la reboxétine est assez révélateur puisque 74% des données n'ont pas été publiées. Un essai

---

196 GUEGUEN Juliette, *Évaluations des médecines complémentaires : quels compléments aux essais contrôlés randomisés et aux méta analyses ?*, *op. cit.*, p.37.
197 LOUW Adriaan et *al.*, « Evaluation is treatment for low back pain », Journal of Manual and Manipulative Therapy, 2020.
198 HORTON Richard, « Offline : What is Medicine's 5 Sigma ? », The Lancet, 2015.

présentait des résultats positifs et six autres réalisés en comparaison à un traitement placebo ont procuré des résultats nuls et ne sont pas parus, ce qui atténue de fait sa dépréciation[199]. Ceci explique le contraste entre la robustesse apparente des produits de santé et leurs effets parfois néfastes qui sont largement atténués grâce à divers mécanismes de dissimulation. Cette remarque ne compte naturellement que dans les cas où une pathologie précise a été identifiée sans erreur. Ce qui est une situation dont cet ouvrage a indiqué qu'elle n'est pas aussi rare que l'on imagine[200]. Y compris dans le cas d'une pathologie bien circonscrite (qui n'est pas une hypothèse) les traitements médicaux sont souvent imprécis.

Le fossé entre la confiance accordée aux preuves et la réalité vient entre autres d'une lecture confuse entre les notions « d'efficacité » et « d'effectivité ». Malgré les exigences apparentes proposées par la sémantique, il semble que si une différence existe entre ces locutions dans la vie ordinaire, elle soit assez ténue ou pratiquement inexistante. Pourtant, l'efficacité correspond à un traitement qui accomplirait une tâche précise avec succès, là où l'effectivité est davantage la capacité à produire un effet positif aux propriétés plus générales. On pourrait mesurer l'efficacité par une amélioration de la santé grâce à des procédés agissant spécifiquement sur la cause de la pathologie (virus, bactérie, lésion tissulaire ou organique, etc.), alors que l'effectivité repose sur l'amélioration globale de l'état de santé d'une personne. L'efficacité se mesure par la neutralisation ou la destruction d'un agent pathogène là où l'effectivité se mesure par des procédés variables. Ces procédés peuvent inclure des éléments extérieurs au soin comme des outils marketings, des discours de « leader d'opinion » ou les packagings réalisés par les industries pharmaceutiques. En somme, l'efficacité est spécifique là où l'effectivité est générale. À la lumière de ces explications il est possible de considérer que les traitements médicaux sont certes

---

199 GOLDACRE Ben, *Bad pharma : how drug companies mislead doctors and harm patients*, London, Harper Collins, 2012.
200 SCHWAPPACH David et *al.*, « Erreurs de diagnostic rapportées par les médecins », Revue Médicale Suisse, 2010.

effectifs mais non efficaces. Si l'efficacité se lie à des modalités d'évaluation précises, l'effectivité tient à un grand nombre de paramètres tous très variables, incluant jusqu'à la définition de la santé[201]. Selon le prisme normatif, naturaliste ou hybride, la santé ne répondra pas identiquement aux traitements médicaux dans la mesure où elle ne sera pas sensible aux mêmes critères. Leur « succès », comprenons leur effectivité, sera totalement dépendante de la définition et de l'évaluation retenue[202].

Les médicaments tels que les statines agissent sur la régulation du cholestérol. Ils n'agissent donc pas directement sur les pathologies cardiaques pour lesquelles ils sont pourtant prescrits. C'est qui explique pourquoi leur efficacité n'est pas importante. Les critiques formulées à propos de ces hypolipémiants avancent que ce qui compte est de prévenir une pathologie cardiaque. Or, ces pathologies dépendent de nombreux paramètres dont le cholestérol ne représente qu'un des aspects, bien que celui-ci ne soit naturellement pas négligeable[203]. Pourtant un glissement s'est produit en considérant la cholestérolémie pratiquement comme le seul élément permettant d'envisager la prévention de certaines pathologies cardio-vasculaires. Normaliser le taux de cholestérol devient la seule vocation des soignants, ainsi que des essais cliniques et plus généralement, le seul enjeu de la recherche. La régulation de la cholestérolémie connait une irrésistible ascension trouvant dans les statines son unique horizon. Le cœur des attentions se cristallise sur la surveillance d'un taux d'une numération de la formule sanguine, reléguant la pathologie cardiaque à une conséquence tardive qu'il faut chercher à prévenir. Dans ce cas il n'y a pas véritablement d'agent pathogène à éliminer. Si une bactérie telle que le streptocoque B entraine une maladie digestive, on peut

---

201 ASHCROFT Richard, « What is clinical effectiveness ? », Studies in the History and Philosophy of Biological and Biomedical Sciences, vol 33, 2002.
202 STEGENGA Jacob, *Medical Nihilism*, Oxford, Oxford University Press, 2018, p.25-39.
203 MOYNIHAN Ray et CASSELS Alan, *Selling Sickness* : *How the World's Biggest Pharmaceutical Companies Are Turning Us All into Patients*, Vancouver, Greystone Books, 2005.

considérer qu'il en est le seul responsable. Il représente la cause directe de ce qui se produit. L'efficacité consistera à le neutraliser pour permettre à l'organisme de retrouver la santé. Dans le cas d'une hypercholestérolémie, dont on peut supposer qu'elle occasionne une maladie cardiaque en obstruant les vaisseaux coronaires, un traitement efficace ne reposera pas sur des statines, mais plutôt sur une intervention chirurgicale destinée à déboucher ces vaisseaux le cas échéant. Le traitement chirurgical agit spécifiquement sur la problématique, alors que le cholestérol est un lipide nécessaire à certaines fonctions physiologiques de l'organisme. Il n'a en aucun cas vocation à être totalement éradiqué mais seulement contrôlé. En se focalisant sur la cholestérolémie le sujet de prédilection n'est plus la pathologie à proprement parler, mais un taux qui contribue à empêcher son apparition. Ce qui ne répond pas à la définition de l'efficacité, mais de l'effectivité.

Par ailleurs, il existe en médecine quelques médicaments qui peuvent être qualifiés d'efficaces. Ils sont tellement rares qu'ils sont parfois qualifiés par la doctrine philosophique anglo-saxonne de *magic bullets*. Le terme « bullet » fait référence à une balle de pistolet. La traduction pourrait être par exemple « solution miracle ». Les deux principaux représentants de ces *magic bullets* sont l'insuline et la pénicilline. Leur découverte n'est pourtant pas récente puisque la première date de 1921 et la seconde de 1928. L'exemple de la pénicilline est assez éloquent pour deux raisons. La première vient du fait que sa découverte est attribuée au hasard. La seconde vient de ses propriétés puisqu'elle agit sur le plan pharmacodynamique à la fois de la manière « spécifique » et « sélective ». Il y a spécificité si le traitement ne cible rien d'autre que la pathologie en recherchant des effets physiologiques bien ciblés avec peu d'effets secondaires. Il y a sélectivité lorsque le traitement s'adresse uniquement à des récepteurs particuliers. La pénicilline agit sur une enzyme appelée la transpeptidase. Elle est empêchée de générer des liens entre des peptidoglycanes et la paroi des bactéries, ce qui entraine leur mort par autodestruction. La pénicilline n'agit pas sur d'autres cibles que la transpeptidase qui, elle-même, n'est produite que dans un état pathologique.

C'est ce qui caractérise la dimension à la fois spécifique et sélective de cet antibiotique. Ce qui permet d'attester de son efficacité.

Ceci étant entendu, la plupart des traitements médicaux sont occasionnellement spécifiques mais rarement sélectifs. On pourrait estimer que la preuve médicale de leur efficacité n'est souvent pas avérée bien qu'il soit possible au demeurant de leur attribuer une certaine effectivité. Ainsi, énoncer que les traitements médicaux sont efficaces relève surtout d'un abus de langage. La majorité des médicaments ambitionne d'agir sur plusieurs paramètres physiologiques tout en espérant intervenir spécifiquement et sélectivement. Ce qui est pourtant tout à fait contradictoire. Malgré leur célébrité, ni les « β-bloquants » qui sont retrouvés dans les maladies cardiaques, ni les Inhibiteurs de la Recapture de la Sérotonine (IRS) qui retrouvés dans les antidépresseurs, pas plus que les Anti Inflammatoires Non-Stéroïdiens (AINS) ne satisfont à ces critères. Les médicaments ont des actions sur de multiples récepteurs qui à leur tour ont des effets sur plusieurs niveaux de la physiologie humaine.

Trois exemples peuvent être évoqués pour illustrer ces chaînes de réactions biochimiques et établir la démonstration de leur absence d'efficacité. L'amiodarone est utilisée dans le traitement de l'arythmie cardiaque en inhibant le sodium, le calcium et le potassium. Les propriétés électriques du myocarde sont donc modulées. Pourtant l'amiodarone est proche de la thyroxine, qui est une hormone thyroïdienne, agissant également sur les récepteurs thyroïdiens, mais aussi sur le foie, les poumons et le système nerveux[204]. On remarque dans ce cas que le médicament initialement destiné au cœur agit en réalité sur des organes qui lui sont étrangers et perd automatiquement à la fois sa spécificité et sa sélectivité. Le second exemple concerne les conséquences psychiatriques apparues chez des patients ayant consommé des antibiotiques documentés par une

204 ALLEN Laura et *al.*, « Amiodarone alters cholesterol biosynthesis through tissue-dependent inhibition of EBP and DHCR24 », ACS Chemical Neuroscience, 2020.

littérature médicale récente[205]. Les antibiotiques sont supposés neutraliser des bactéries pour prendre en charge le caractère infectieux d'une pathologie dont on a du mal à comprendre le lien avec les symptômes maniaques tels que l'irritabilité ou la désinhibition verbale apparus chez des sujets sans antécédents[206]. Le troisième exemple sera volontairement plus développé pour démontrer à quel point des cascades de réactions apparaissent lors de l'administration d'un médicament. L'abilify est utilisé pour traiter la schizophrénie, la bipolarité, et parfois même certains cas de dépression en tant qu'adjuvant[207]. Rien qu'à ce stade, on est en droit de s'interroger. Le DSM-5[208] distingue ces pathologies et pourtant une même molécule serait en mesure d'agir sur toutes ces manifestations. À ce stade, doit-on comprendre que ces trois pathologies aux mécanismes forts différents pourraient trouver en un même traitement des vertus salvatrices ? Le principe actif de l'abilify est l'aripiprazole. Il agit notamment en réduisant la neurotransmission de dopamine en ayant également une action sur la sérotonine. Il présente des affinités avec les récepteurs suivants : $5\text{-}HT_{1A}$, $5\text{-}HT_{1B}$, $5\text{-}HT_{2A}$, $5\text{-}HT_{2B}$, $5\text{-}HT_{2C}$, $5\text{-}HT_{3}$, $5\text{-}HT_{5A}$, $5\text{-}HT_{6}$, $5\text{-}HT_{7}$, D_1, D_2, D_3, D_4, D_5, α_{1A}, α_{1B}, α_{2A}, α_{2B}, α_{2C}, β_1, β_2, H_1, M_1, M_2, M_3, M_4[209]. Par la suite, chaque type de récepteur peut à son tour entrainer une action supplémentaire par l'intermédiaire de plusieurs voies. Il suffit qu'un seul de ces récepteurs soit sélectivement atteint pour qu'en conséquence des effets physiologiques se manifestent et soient de surcroît fort nombreux. Par exemple, les récepteurs couplés aux

---

205 MEZAROS Edith Paula et *al.*, « Antibiomania : a case report of clarithromycin and amoxicillin-clavulanic acid induced manic episodes separately », BMC Psychiatry, 2021; PURI Piyush et *al.*, « Antibiomania : A Rare case of Metronidazole-Induced Mania », Cureus, 2021.

206 LEGENDRE Thibault et *al.*, « Antibiomania : Think of the manic syndrome secondary to antibiotic therapy », Encéphale, 2017.

207 MADERA Jessica et *al.*, « Symptomatic stability with aripiprazole once-monthly : efficacy analyses from acute and long-term studies », Neuropsychatric Disease and Treatment, 2019.

208 Le « DSM » est un acronyme correspondant à *Diagnostic dans Statistical Manual of Mental Disorders* de l'association américaine de psychiatrie. Le chiffre « 5 » correspond à sa dernière version (2013).

209 STEGENGA Jacob, *Medical Nihilism*, *op. cit.*, p.64.

protéines G (RCPG) correspondent à une large classe de récepteurs membranaires qui initient des réponses physiologiques[210]. Pour n'en prendre qu'un, le récepteur à la sérotonine 5-HT_{1B} implique de multiples effets dans tout l'organisme qui inhibe la libération de dopamine, d'acétylcholine et de glutamate. Ils sont eux-mêmes à leurs tours impliqués dans de nombreuses autres missions. Rien que pour le cas le glutamate, les actions concernent notamment le foie dans le métabolisme des acides aminés, le pancréas où il contrôle des cellules à l'origine de sécrétion d'hormones régulant notamment le métabolisme des glucides, le cerveau où il module la concentration de neurotransmetteurs. Même si l'on n'est pas familiarisé avec la biologie, il est aisé de comprendre que les médicaments sont à l'origine de véritables cascades de réactions biochimiques qui les éloignent *in fine* de toute notion d'efficacité.

Ceci tient partiellement au fait que la connaissance des mécanismes physiopathologiques d'une maladie échoue souvent dans l'entreprise d'identification de sa cause originelle. Les explications sont souvent grossières et étiologiquement probabilistes. C'est pour cette raison que l'étiquetage par diagnostic est souvent lui-aussi grossier, douteux, donc imprécis. Même si les connaissances se sont améliorées depuis le XVIIIème siècle où Cabanis estimait que la classification nosologique était souvent source d'erreurs[211], elles demeurent encore largement insatisfaisantes. Beaucoup de diagnostics médicaux se satisfont d'éléments flous aboutissant à des traitements de bon sens comme la prescription d'antalgiques ou d'anti-inflammatoires pour des douleurs dont l'origine est souvent associée à l'évènement le plus récent en lien avec cette manifestation. Il en est de même pour les antibiotiques à spectre large délivrés sans connaître l'origine exacte de l'infection.

---

210 NEWMAN-TANCREDI Adrian et *al.*, « Agonist and antagonist properties of antipsychotics at human dopamine $D_{4.4}$ receptors : G-protein activation and K^+ channel modulation in transfected cells », International Journal of Neurpaharmacology, vol 11, 2008.

211 CABANIS Pierre-Jean-Georges, *Du degré de certitude de la médecine*, *op. cit.*, p.38.

Celle-ci sera souvent recherchée uniquement en cas d'échec. Ce caractère hypothétique est d'ailleurs également reconnu par de nombreuses décisions judiciaires où les magistrats semblent reconnaître de manière constante que diagnostic et certitude ne font assurément pas bon ménage[212].

Dans ces conditions il va de soi que le caractère inexact des traitements ne peut conclure qu'à une absence d'efficacité. Pourtant, en agissant à de nombreux niveaux les médicaments présentent presque paradoxalement de meilleures chances d'avoir une influence positive (effectivité) sur l'état de santé du patient. Les actions de certains neurotransmetteurs tels que la sérotonine sont tellement nombreuses qu'il est fort à parier que parmi ses impacts multiples et hétérogènes sur la physiologie de l'organisme, il ait une chance d'agir sur un dysfonctionnement, quand bien même celui-ci serait mal circonscrit. Pour autant, il est difficile de se réjouir des effets positifs obtenus grâce à des réactions confuses qui sont souvent à mettre sur le compte d'heureux hasards. À titre d'exemple, le cytotec (misoprolol) était un médicament destiné à la gastroentérologie, mais il était souvent utilisé (hors de son AMM) en gynécologie-obstétrique[213]. Si ces observations ne se bornaient qu'à une vulgaire imprécision on pourrait tout au plus déplorer des abus de langage entre efficacité et effectivité. On pourrait au pire dresser un bilan alarmant sur le tâtonnement médical qui semble largement présent. Néanmoins, ce que révèle véritablement ce constat est plus profond. Cette imprécision omniprésente est en réalité fort inquiétante puisqu'elle implique de nombreux dangers qui en font un problème allant au-delà d'une simple confusion lexicale[214]. Il va sans dire que les effets induits par un traitement sont susceptibles de modifier ou d'altérer de

---

212 Sur ce point on observera la constance des juridictions judiciaires : Cour de cassation, Chambre criminelle du 8 février 2005, pourvoi n°04-85577 ; Cour d'appel de Grenoble, 22 avril 2014, n° 12-0341 ; Cour de cassation, 1ère chambre civile, 17 juin 2015, pourvoi n°14-19.725.

213 ANSM: « Arrêt de commercialisation du médicament Artotec (diclofénac/misoprolol) », 27/08/2018.

214 HU Baofang et *al.*, « Drug Side-Effect Prediction Via Random Walk on the Signed Heterogeneous Drug Network », Molecules, 2019.

nombreux systèmes de l'organisme. C'est pour cette raison que la liste des effets secondaires et indésirables de chaque médicament est considérablement longue. Si l'automédication est à l'origine de nombreux décès estimés à des dizaines de milliers tous les ans en France pour des mauvais usages[215], la prescription de médicaments appropriés en apparence ne peut esquiver la statistique mortifère.

L'erreur sémantique entre efficacité et effectivité semble d'ailleurs pratiquement absente des stratégies permettant de classer les preuves médicales. La hiérarchie énoncée par David Sackett[216] n'en tient pas compte[217]. Dans les diverses représentations modélisant les grades qui sont accordés aux preuves on notera l'article de Harbour et Miller de 2001 dans le « British Medical Journal » : *A new system for grading recommandations in evidence-based guidelines*. La force de la preuve médicale est associée à une certaine puissance qui n'est aucunement corrélée à la notion d'efficacité. Au sommet de cette hiérarchie classifiante figurent les méta-analyses, puis les revues systématiques et les essais cliniques randomisés effectuées sur une population importante, puis ceux n'ayant pas fait l'objet de randomisation, en bas se situent les cas témoins, les observations de cohorte et enfin les discours d'experts basés sur l'expérience. La plupart des investissements sont fort logiquement concentrés sur les méta-analyses dans la mesure où ce sont celles qui sont considérées comme étant les plus crédibles. Ces preuves sont des emblèmes qui demeurent insensibles à l'aspect sélectif et spécifique du traitement évalué dans la mesure où la méthodologie est l'unique élément de l'évaluation.

Cette tendance ne saurait faire oublier que les grands succès médicaux ont été établis par des études non randomisées,

---

[215] FAINZANG Sylvie, *L'automédication ou les mirages de l'autonomie*, Paris, PUF, 2012.

[216] SACKETT David et *al.*, « Choosing the Best Reaserach Design for Each Question », BMJ, 315, 1997.

[217] DALY Jeanne, *Chercheur d'or : médecine evidence-based et science de la clinique* in FAGOT-LARGEAULT Anne (dir.), *L'émergence de la médecine scientifique*, *op. cit.*, p.190.

comme l'insuline pour le diabète de type 1. Ce qui n'a pas empêché son succès thérapeutique dans la pratique médicale ni minimisé son efficacité dans la théorie médicale. Au-delà de son inconsidération de la notion de l'efficacité, une des critiques principales adressée aux méta-analyses est que l'agglomération d'essais cliniques médiocres ne peut raisonnablement avoir pour vocation à fournir des résultats de qualité. La somme des éléments faiblement qualitatifs regroupés ne permet d'obtenir qu'une augmentation de la puissance de ces données, mais assurément pas de les transformer en données hautement qualitatives. De plus, n'inclure que des essais cliniques randomisées consiste logiquement à exclure toute autre forme d'accès à la connaissance d'éléments de preuve. Or, une preuve médicale peut se manifester par plusieurs supports riches en termes de compréhension (cas témoins, observation de cohortes, modèles mathématiques). À défaut d'être en mesure d'attester du caractère spécifique et sélectif d'un traitement l'inclusion d'une grande diversité d'études semblerait tout à fait heureuse. Ces arguments remettent en question la pertinence de la hiérarchie classique des preuves qui omet l'intérêt d'un grand nombre de méthodes au profit exclusif de la collection de méta-analyses[218]. En effet, toutes les méthodes présentent des failles et les essais cliniques randomisés collectés dans les méta-analyses n'en sont pas exonérés, bien qu'il soit exigé par le Cochrane Handbook (9.5.1) des « groupes suffisamment homogènes en termes de participants, d'interventions et de résultats ». Il a été démontré que les paramètres tels que la diversité du traitement des sujets, les critères d'évaluation, les conditions de réalisation des études sont susceptibles d'affecter les résultats des essais[219]. Un phénomène dépendant de variables multiples qui chercherait à se justifier par une seule d'entre elles manquerait singulièrement de rigueur. Même avec les exigences plus faibles de l'effectivité (au détriment de l'efficacité), des méta-

---

[218] CARTWRIGHT Nancy, « Are RCTs the gold standard ? », BioSocieties, 2007.

[219] JUKOLA Saana, « Meta-analysis, idelas of objectivity, and the reliability of medical knowledge », Science and Technology Studies, 2015.

analyses se présentent régulièrement avec des résultats contradictoires. Conscient de cette régularité bizarre au premier abord, le Cochrane Handbook (9.5.3) prévoit une méthode consistant notamment à arbitrer la confrontation entre ces résultats paradoxaux pour identifier les discordances entre les études (qui sont pourtant censées être méthodologiquement quasiment identiques) afin de justifier des résultats non concordants. Une autre stratégie consiste à exclure les études qui présenteraient des valeurs aberrantes. C'est-à-dire d'écarter celles allant à l'encontre de la tendance générale. Il existe pourtant un nombre considérable de raisons pour lesquelles des essais cliniques randomisés regroupées lors de méta-analyses peuvent être dissimilaires les uns des autres.

Partie II
La preuve médicale dans la société

À entendre certains discours, il serait plus plaisant que la preuve médicale appartienne à un débat confiné dans les arcanes des sciences de la nature, à l'abri de toute confrontation avec l'extérieur. Elle serait l'expression intangible du monde, garantie par les sciences dites « dures », dont l'épithète n'est souvent que le reflet d'une exagération, comme pour clore définitivement les débats en écartant les velléités contestataires. Dans cette affirmation il y a une tentative « de déni de leurs composantes politiques et subjectives »[220]. La preuve médicale dépend pourtant d'un environnement qui la façonne de manière « exogène »[221]. Pour Canguilhem la science n'appartient d'ailleurs pas à proprement parler la culture, mais elle est elle-même un système culturel[222]. Appréhender la dimension humaine et sociale de la preuve médicale n'est donc pas une dévaluation malgré ses déterminations mouvantes, mais une nécessité. Cela contribue à identifier les présuppositions implicites qui font « qu'historiquement elle s'est développée sous cette forme et non sous une autre »[223].

Les interactions entre les exigences de la société et la preuve médicale sont réciproques. On remarquera par exemple l'utilisation historique de la médecine comme une source de légitimation de doctrines politiques, ou encore son utilisation pour contrôler le vivant, que Michel Foucault appelle « biopouvoir ». Elle repose donc sur des valeurs, c'est à dire un certain normativisme[224]. On pourrait faire l'expérience de penser que la fabrication des preuves médicales se produise sous les yeux médusés d'une société passive, qui demeurerait à distance de ce phénomène. L'entrecroisement des liens entre la société et la médecine donne lieu en permanence à des échanges

---

220 DUMESNIL Julien, *Art médical et normalisation du soin*, Paris, PUF, 2011, p.142, 143.

221 MÉTHOT Pierre-Olivier (dir.), *Vital norms : Canguilhem's* The Normal and the Pathological *in the Twenty-Frist Century*, Paris, Hermann, 2020, p.32.

222 CANGUILHEM Georges, *La constitution de la physiologie comme science* in *Œuvres complètes*, Tome II, Paris, Vrin, (1963) 2019, p.551.

223 WEBER Max, *Essais sur la théorie des sciences*, *op. cit.*, p.148.

224 Sur les valeurs on consultera volontiers : GIROUX Élodie, *Après Canguilhem – définir la santé et la maladie*, Paris, PUF, 2010 notamment au sujet de la normativité selon Lennart Nordenfelt.

réciproques. Certaines découvertes médicales ont profondément modifié la société. De la même manière, l'évolution de la société a été accompagnée d'injonctions sur les preuves médicales. Par exemple, les implications tentaculaires qui découlent de l'invention du vaccin concernent les rapports humains, les politiques de santé, la lutte contre les pathologies mortelles, la démographie, des implications économiques diverses. Pour ces raisons, les plumes les plus averties indiquent que « la biologie est politique », dans le sens où étant donné leur contiguïté il est quasiment impossible de l'évoquer avec neutralité[225]. Si certains de ces liens sont évidents, d'autres sont plus subtils et c'est au XIXème siècle qu'une hybridation opère entre le lexique de la biologie et celui de la société. Les travaux du très influent Herbert Spencer[226] ont justement donné lieu au concept controversé de darwinisme social en les confondant[227]. On pourrait dire que les normes sociétales se décident par un décret intellectuel et n'obtiennent leur statut qu'en vertu de ramifications complexes. En somme, ce qui relève de la médecine dépend aussi de la société en impliquent une rationalisation des conduites passant par la politique et le droit[228]. Ne pas s'occuper de politique en revient donc à ne pas s'occuper de la vie selon l'expression consacrée de Jules Renard.

Claude Bernard a « médicalement » identifié les liens étroits entre l'État et les soignants, Michel Foucault et Georges Canguilhem ont décrit « philosophiquement » l'exercice du pouvoir sur la vie et le rapport complexe entre normal et pathologique, David Le Breton a « anthropologiquement » remis l'individu souffrant au sein d'une société singulière. On peut désormais se demander : quelles sont les interactions entre

225 FEDERICI Silvia, *Par-delà les frontières du corps*, Paris, Divergences, 2020, p.74.
226 SPENCER Herbert, *Principles of Biology*, Londres, Chapman et Hall, (1864) 1899.
227 STIEGLER Barbara, *« Il faut s'adapter » - Sur un nouvel impératif politique*, Paris, Gallimard, 2019.
228 AÏACH Pierre, DELANOË Daniel (dir.), *L'ère de la médicalisation – Ecce homo sanitas*, Paris, Anthropos, 1998, p.6.

la preuve médicale et la société ? Il s'agit pour essayer d'y répondre de mesurer les contraintes que la société impose à la preuve médicale (Chapitre 1) et l'utilisation de la preuve médicale en tant qu'élément organisateur de la société (Chapitre 2).

Chapitre 1
Les contraintes que la société impose à la preuve

La preuve médicale repose sur des exigences qui correspondent à des engagements de la société envers les usagers de la médecine. La force contraignante de ces obligations la conditionne automatiquement dans la mesure où son existence est subordonnée à une mise en conformité par rapport à certaines attentes. Il existe notamment des impératifs inhérents à la qualité de la relation médicale (A), ainsi que des exigences par rapport à la dimension économique relative à la médecine (B).

A : Les impératifs de qualité dans la relation médicale

Par certains aspects la société détermine ce qu'elle considère comme convenable. Par conséquent, elle impose des conditions particulières qui satisfont à cette exigence. Celles-ci vont contribuer à façonner les preuves médicales. Elles concernent notamment la réalisation des actes médicaux. Ce qui implique la nécessité de se porter garant de certaines prérogatives sans lesquelles la médecine ne serait pas conforme à ce que l'on attend d'elle. Une preuve médicale repose donc sur des gages qualitatifs portant à la fois sur la sécurité, la transparence et la fiabilité. Sa valeur sera à cet égard dépendante de plusieurs influences. Elle repose en particulier sur la nature de l'exercice médical (1) et sur la prise en compte des préférences du patient (2).

1 La nature de l'exercice médical comme fondement

La prise en charge médicale est tenue par plusieurs impératifs de qualité. Il faut reconnaitre dans un premier temps que ces aspects qualitatifs n'entrent pas en contradiction avec les éléments scientifiques évoqués dans la première partie. Ces exigences se situent notamment sur le plan juridique où il est énoncé que « toute personne a […] le droit de recevoir […] les traitements et les soins les plus appropriés et de bénéficier des thérapeutiques dont l'efficacité est reconnue et qui garantissent la meilleure sécurité sanitaire et le meilleur apaisement possible de la souffrance »[229]. Il est impératif que les actes médicaux soient « appropriés ». Or, lexicalement il semble qu'un soin est approprié s'il est « adapté à un usage déterminé »[230]. C'est-à-dire rendu propre à une application. En d'autres termes les soins sont appropriés à condition qu'ils soient conformes aux connaissances. Ainsi, pour la société un acte médical doit être en accord avec les preuves issues de la communauté scientifique. Le terme « approprié » renvoie également à une personne qui serait normalement diligente c'est-à-dire une personne « raisonnable » pour le Code civil. On retrouve d'ailleurs en droit l'expression « au regard des connaissances médicales avérées »[231]. On peut aussi lire les termes de « données acquises de la science » dans l'article 32 du Code de déontologie médicale. « Acquis » se réfère aux savoirs communément admis et « avéré » évoque plutôt ce qui a fait l'objet d'une démonstration. Une proximité sémantique existe indéniablement entre ces deux locutions[232]. Pour autant, il semble que la survenue de nouveaux traitements ne conduise pas obligatoirement à l'obsolescence instantanée des connaissances antérieures. C'est ce que révèle la jurisprudence française qui a indiqué que le recours à des pratiques antérieures n'est pas interdit[233]. On peut en déduire qu'une méthode ancienne pourrait être acceptée à certains égards.

S'attarder un instant sur la signification juridique relève d'une volonté de clarification au sujet de la preuve médicale. Si deux traitements scientifiquement valides entrent en

---

[229] Article L. 1110-5 du Code de la santé publique.

[230] Définition de la locution : « Approprié », CNRTL, avril 2021.

[231] DEBARRE Jean-Michel, « Sémantique des « données acquises de la science » comparée aux « connaissances médicales avérées ». Pour une obligation du médecin à respecter les « connaissances médicales avérées ou acquises » », Médecine et Droit, 2012, p.22-28.

[232] VIALLA François, « Sciences médicales et droit », Médecine et Droit, n°141, 2016.

[233] VIALLA François, *Les grandes décisions du droit médical*, Paris, LGDJ Lextenso, 2009, p.221.

compétition, il est heureux de savoir lequel serait le plus opportun au regard du droit. En ces termes, il ne s'agit plus uniquement de sciences de la nature, mais d'une appréciation juridique de la preuve. Par ailleurs, cette exigence envers les soignants se retrouve aussi dans le modèle de l'*evidence-based medicine*. En cherchant à rompre avec une tradition où le médecin agissait en se fiant presque exclusivement à son instinct, ce modèle procède d'une véritable coupure en gommant la tendance à s'en remettre à la seule expérience clinique, parfois outrageusement hypertrophiée[234]. Cette consécration exige une preuve qui serait également la plus appropriée à la situation du patient dans le sens où elle serait personnalisée. L'*evidence-based medicine* le rappelle dans sa définition sur « l'utilisation consciencieuse et judicieuse des meilleures données actuelles de la recherche clinique dans la prise en charge personnalisée de chaque patient »[235]. Il était admis naguère que l'expérience clinique suffisait pour établir un diagnostic ou prescrire un traitement. On considérait que les prises en charge étaient fondées sur une bonne compréhension de la physiologie permettant de prédire les effets probables des soins. Les savoir-faire pouvaient logiquement se transmettre par compagnonnage donnant la part belle au mimétisme. C'est pour cette raison qu'avec du bon sens, il était possible d'imaginer être en mesure de formuler des critiques sur la littérature médicale lorsque celle-ci se présentait. Le nouveau paradigme s'oppose à ce fonctionnement passéiste. Il considère que l'expérience clinique comporte d'importantes limites et pour être pris au sérieux il renonce à ce prétendu bon sens acquis par la formation médicale qui aurait magiquement touché les praticiens par la grâce. En mettant de côté la prétendue clairvoyance qui accompagnerait les soignants, il implique de posséder des données épidémiologiques que le praticien isolé ne peut être en mesure de collecter et il demande de raisonner à partir de diagnostic et de thérapeutiques mises à l'épreuve.

---

234 BENMAKHLOUF Ali, *La force des raisons – Logique en médecine*, Paris, Fayard, 2018, p.15.

235 HAYNES et *al.*, « De la recherche aux pratiques : Rôle des preuves issues de la recherche dans les décisions cliniques », Evidence-Based Medicine Journal, vol 7, 1997, p.4-6.

L'argument fondé sur la « hiérarchie » naturelle du médecin au pinacle de la connaissance du fait de son statut n'a donc plus sa place s'il ne repose pas sur des éléments probants ayant fait l'objet de discussions scientifiques étayées.

Depuis certaines réformes structurelles, la culture de l'exigence envers les soignants se transmet désormais dès l'enseignement initial. C'est en 1967 à l'Université de McMaster au Canada (Ontario) qu'a émergé une nouvelle façon d'envisager la preuve en médecine. Ses inventeurs souhaitaient s'inscrire dans une démarche épidémiologique moderne en questionnant la réalité de la prise en charge des patients. Il fallait néanmoins fournir l'impulsion nécessaire à cette révolution. Celle-ci s'est rendue possible grâce à David Sackett[236]. Dans une période contemporaine au Danemark, Hernik Wulff était lui-aussi habité par l'idée que les soignants ne possédaient pas les aptitudes nécessaires à élaborer une bonne décision clinique. La rapide obsolescence des techniques renforçait cette impression appelant une réconciliation plus franche entre la science et la pratique médicale. Wulff mentionnait à titre d'exemple que « si [...] nous voulons établir l'intérêt d'un nouveau médicament pour le traitement de l'asthme, il nous faudra étudier son effet sur la fréquence, la durée et la gravité des crises d'asthme. Si nous nous désintéressons des effets cliniques [...] et si nous choisissons de mesurer l'effet du médicament sur une quelconque variable spirométrique, nous obtiendrons sans aucun doute des résultats plus exacts, mais le projet tout entier sera alors dépourvu de pertinence clinique »[237]. Outre-Atlantique c'est après la publication d'un premier ouvrage en 1985 : *Clinical Epidemiology : A Basic Science for Clinical Medicine* que les auteurs (dont David Sackett) ont abordé le sujet des limites qui accompagnaient l'art médical avec la thématique délicate des

[236] DALY Jeanne, *Chercheur d'or : médecine evidence-based et science de la clinique* in FAGOT-LARGEAULT Anne (dir.), *L'émergence de la médecine scientifique*, *op. cit.*, p.188.

[237] WULFF Henrick, *Rationnal Diagnosis and Treatment : Introduction to Clinical Decision-Making*, Oxford, Blackwell Scientific Publications, 1976, p.2.

intuitions et des représentations. Il s'agissait de stimuler les capacités autoréflexives des étudiants. Dans une situation clinique exposée, ils devaient apprendre à mobiliser la littérature afin de déterminer la pertinence des données scientifiques consultées pour proposer une prise en charge et ses alternatives, ainsi que les probabilités de chacune, mettant en valeur les avantages et les inconvénients. Sackett demandait aux professionnels et aux étudiants de faire en sorte que la pratique médicale oblige à chercher les niveaux de preuves disponibles. « Vous devriez constamment chercher quels sont les faits, et pas seulement recourir à des conclusions, ou pire à des opinions toutes faites. Tout comme votre capacité à parvenir à des diagnostics exacts et à des thérapies efficaces détermine votre efficacité clinique aujourd'hui, ce sont vos talents à vous évaluer vous-même et repérer et évaluer les connaissances biomédicales (dont le gros se trouve dans les journaux spécialisés) qui, de plus en plus, détermineront votre efficacité clinique demain »[238]. Cet évènement fut le point de départ d'une succession de réformes de l'enseignement qui a cherché à inclure cette nouvelle approche autorisant un virage épistémologique considérable dans la façon d'envisager la preuve médicale. Ce qui fut donc un choix institutionnel.

Toute la difficulté réside, comme souvent, dans le caractère fuyant des sciences. L'évolution rapide et permanente des savoirs oblige à des actualisations. C'est-à-dire qu'en sortant de leur formation initiale les professionnels sont en théorie informés des prises en charge les plus récentes, mais rien ne garantit qu'elles seront régulièrement mises à jour. Il est difficile de se tenir informé des innovations rendant parfois les anciennes pratiques soudainement qualifiées de « risquées » et instantanément moins effectives. Pour pallier à cette difficulté, le développement professionnel continu (DPC) oblige les personnes dépositaires d'un diplôme d'État ou d'un titre dans le milieu de la santé à effectuer ces mises à jour tout au long de leur vie. Tel est le cas des ostéopathes qui doivent satisfaire à

---

238 SACKETT David et *al.*, *Clinical Epidemiology : A Basic Science for Clinical Medicine*, Boston-Toronto, Little Brown and Compagny, 1985.

cette obligation législative dans l'article 75 de la loi du 4 mars 2002 relative aux droits des malades et à la qualité du système de santé, ou encore de l'obligation faite aux médecins par l'article L. 4133-1 du Code de la santé publique.

Cette réforme avait été précédée par Tom Chalmers qui avait publié en 1979 une revue systématique et une méta-analyse au sujet de monitoring fœtal lors du travail et de l'accouchement. Dans cet ouvrage il constatait que bien des pratiques n'étaient pas conformes aux avancées scientifiques, malgré les exigences inhérentes à la formation initiale. Ces observations furent d'ailleurs rapidement adoptées par le National Health Service. C'est dans cette lignée que des conférences de consensus se sont régulièrement tenues. Elles regroupent des experts médicaux qui vont produire des recommandations de bonnes pratiques à destination des soignants. Certaines réserves sont pourtant émises par les professionnels au sujet des recommandations de bonnes pratiques puisqu'elles semblent parfois incarner un nouvel avatar du fossé entre la science médicale et la pratique médicale.

Ces défiances se cristallisent principalement sur des sentiments d'agacement et d'appréhension.

L'agacement s'explique par le fait que les recommandations ont une tendance à crisper les professionnels qui se sentent parfois troublés au sein de leur propre expertise. Ils redoutent d'être transformés en de simples effecteurs. Ils confessent parfois la sensation d'être des applicateurs acéphales de méthodes, de procédures, renonçant à leur appréciation clinique qui leur permet de raisonner au cas par cas, sinon avec l'instinct qui confère à l'art médical sa dimension « poétique ». Ces contestations ont d'ailleurs débuté dès la création des recommandations. Chalmers avait été qualifié de « bande Baader-Meinhof de l'obstétrique » après avoir publié son étude. L'écart entre la science médicale et la pratique médicale vient du fait que la première est plutôt nomologique. Elle cherche à découvrir les lois générales des phénomènes pour rendre compte de leur régularité. La pratique médicale quant à elle repose sur les cliniciens en étant idiologique, sinon idiographique. C'est-à-dire qu'elle cherche à expliquer les phénomènes singuliers qui sont observés et pour lesquels il s'agit de trouver une solution. Le sentiment de dépossession est à son paroxysme lorsque les soignants se sentent acculés entre des recommandations qui ont une vocation de fournir une portée générale et des patients uniques à qui elles ne semblent pas correspondre, ou en tout cas imparfaitement s'appliquer. Ils confient ressentir une certaine pesanteur sur leurs épaules. Ils décrivent même le poids d'une responsabilité nimbée de questions éthiques et juridiques prégnantes, qui semblent contrarier la sérénité de leur exercice. La pratique médicale expose en effet les praticiens à de véritables patients et non des données théoriques abstraites auxquelles se réfèrent parfois les sciences médicales. Ce qui explique les difficultés rencontrées dans l'élaboration des méthodes. Elles cherchent à atteindre des objectifs qui semblent systématiquement leur échapper. À ce propos, il a été constaté dans la fin des années 1990 qu'établir une synthèse des connaissances médiales n'est d'ailleurs pas suffisant pour les rendre véritablement opérantes. En 1997 plusieurs explications se sont présentées pour en déterminer les raisons. Il s'est avéré que les professionnels n'étaient tout simplement pas convaincus par les recommandations. Face aux difficultés évoquées lors de leur application, il semble assez logique d'observer une perpétuation de l'empirisme médical qui était alors légion dans la pratique courante[239].

L'appréhension des soignants se situe également sur un plan juridique. Il existe l'idée largement répandue et assez constante de la crainte des représailles. Cette inquiétude semble grandissante. La protocolisation de la pratique médicale aboutit parfois à la sensation d'être davantage subordonné à un cahier des charges qu'à incarner une relation privilégiée. Les soignants redoutent qu'en ne respectant pas scrupuleusement les recommandations il leur soit reproché de ne pas avoir effectué les soins les plus « appropriés ». C'est-à-dire de ne pas avoir réalisé des soins qui reposent sur les « connaissances médicales

---

239 HAYWARD Robert *et al.*, « Canadian Physician's Attitudes about and Preferences Regarding Clinical Practice Guidelines", Canadian Medical Association Journal, 1997.

avérées ». Il convient à cet égard de se donner la peine d'interroger le caractère contraignant de ces recommandations. Si un professionnel souhaite délibérément ne pas les suivre et qu'un évènement indésirable survient lors du traitement médical, il est possible que le patient désire obtenir réparation de son préjudice. Le juge pourra demander une expertise pour expliquer la démarche du professionnel, n'étant pas compétent pour évaluer la preuve à l'origine du raisonnement du soignant. C'est là que l'importance des recommandations de bonne pratique (aussi appelées *guidelines*) prend toute sa dimension. Le fait qu'elles soient considérées comme contraignantes changera radicalement leur valeur. Il serait possible de disserter sur les modalités de leur élaboration, la qualification des auteurs, ainsi que de nombreux autres paramètres permettant de déterminer leur pertinence qui exigent un exposé fastidieux portant sur des éléments de procédure bien connus des juristes[240]. En pratique, les données de la recherche viennent pour l'essentiel des essais cliniques, des revues systématiques et des méta-analyses. Cette habitude de production des connaissances possède les faveurs des chercheurs et retiennent l'attention des autorités sanitaires. Clarifier leur caractère coercitif permet de comprendre leur influence sur la construction de la preuve médicale.

Ces *guidelines* permettent de posséder en théorie un exposé actualisé et simplifié des connaissances médicales. Ces savoirs regroupent à la fois des données « actuelles » et « acquises » de la science[241]. Si la question de leur accessibilité est aisée, leur statut fait débat depuis les années 2000. D'un côté, il semble qu'ils n'ont qu'une vocation de conseil. On retrouve notamment la doctrine affirmer que « les conférences de consensus ne constituent qu'une opinion parmi d'autres n'ayant aucune autorité propre dans le domaine de la responsabilité pénale ou

---

[240] ESPESSON-VERGEAT Béatrice, « Propos introductifs : Création et gradation des avis et recommandations », RGDM, n°30, 2009.

[241] CANSELIER Guillaume, *Les données acquises de la science – Les connaissances scientifiques et la faute médicale en droit privé*, LEH, 2006.

civile »[242], expliquant ainsi que le juge les considère comme des règles d'un art qui consiste pour les professionnels à s'adapter au cas par cas. D'autres positions estiment en revanche qu'ils sont un des supports de la responsabilité médicale et leur attribue *de facto* une force juridique non négligeable[243], à l'exclusion d'une situation où le professionnel pourrait apporter la preuve de leur caractère inapproprié à la situation[244]. Certains arrêts indiquent par exemple que le fait de respecter les recommandations permet de ne pas retenir la responsabilité du professionnel en cas d'erreur de diagnostic[245]. Les juges semblent en effet sensibles au fait que l'exercice médical est soumis à des décisions délicates reposant sur des preuves dont il est parfois difficile d'établir la valeur. Ainsi, le fait d'énoncer un diagnostic « dont le caractère erroné pouvait être justifié dans un premier temps »[246] ne serait pas systématiquement préjudiciable pour le soignant. Il semble que le critère qui confère aux recommandations de bonnes pratiques leur caractère contraignant réside dans le style de leur rédaction. Si elles sont rédigées de manière impérative elles possèdent une dimension de l'ordre de l'injonction, obligeant les professionnels à les suivre, bien que certains juristes estiment qu'une « recommandation impérative à des choix thérapeutiques serait par nature illégale [...] puisqu'elles ne peuvent qu'avoir vocation d'aide à la décision du praticien »[247]. C'est alors aux juges, qui n'ont pas d'obligation de se plier aux recommandations, de déterminer si les preuves auxquelles se réfère le professionnel en tant qu'éléments de justification de

---

242 PENNEAU Michel, PENNEAU Jean, « Recommandations professionnelles et responsabilité médicale », Médecine et Droit, n°28, 1998, p.5.

243 LAUDE Anne, « La force juridique des RMO », Médecine et Droit, n°28, 1998, p.2.

244 VIALLA François, « ANAES et HAS oracles des données acquise de la science ? », Revue Droit et Santé, n°7, 2005.

245 Cour de cassation, Civile, 4 janvier 2005, pourvoi n°03-14206.

246 SARGOS Pierre, « Références médicales opposables et responsabilité des médecins », n°28, 1998, p. 11.

247 MARKUS Jean-Paul, « La nature juridique des recommandations de bonnes pratiques médicales », AJDA, n°6, 2006, p.1310.

son comportement et de ses choix sont acceptables[248]. Ce constat fait automatiquement relativiser le caractère certain et définitif de la preuve médicale[249]. Si certaines décisions indiquent que des condamnations se produisent au motif que les professionnels n'avaient pas respecté des recommandations[250], elles semblent pourtant plutôt destinées à guider les professionnels en leur fournissant des éclairages et des éléments d'appréciation[251]. La pratique médicale étant exposée à des situations inédites, les recommandations ne peuvent être utilisées par le soignant comme un bouclier lui permettant d'y trouver un refuge systématique. D'autant plus qu'il n'existe pas autant de recommandations que de situations extraordinaires en médecine.

2 Les préférences du patient comme critères

Une preuve médicale trouve également sa contenance dans le regard du patient. Ce statut ne s'obtient qu'en vertu de ce qui emporte sa conviction. Celle-ci est éminemment subjective, inconstante, souvent placée sous le joug d'affects, en concordance avec les valeurs du principal protagoniste. Le caractère singulier de cette préférence ne sera d'ailleurs pas toujours sensible à des considérations techniques. L'importance appréciative va se référer à de multiples éléments qui vont exercer une influence sur les preuves médicales. Cette exigence subordonne la preuve médicale à la perception particulière des patients. De toute évidence ce phénomène est encore plus important dans les sociétés qui consacrent le libre choix des patients dans leur prise en charge.

---

[248] GIORGETTI Elodie, « La portée des recommandations de bonnes pratiques à la lumière de la lecture du 26 septembre 2005 par le Conseil d'État », Revue Droit et Santé, n°11, 2006, p.297.

[249] LEMOINE Maël, « Trois conceptions sémantiques des théories en médecine », Revue de la société de philosophie des sciences, n°1, 2013.

[250] KRZISCH Delphine, « Force normative et efficacité des recommandations de bonne pratique en matière médicale », RDSS, n°6, 2014, p.1094.

[251] MARKUS Jean-Paul, « La faute du médecin et les bonnes pratiques médicales », AJDA, n°18, 2005, p.1008 et COURRÈGES Anne in MÉMETEAU Gérard, *art. cit.*, p.129.

Plus que participer à son succès, les découvertes sur les effets spécifiques et non-spécifiques d'un traitement accréditent que le libre choix préside même à la guérison[252]. En effet, la prise en charge la plus estimable aux yeux du patient activera des processus qui participeront à l'amélioration de son état de santé. De plus, les éléments relevant de son histoire, de ses goûts et de ses valeurs sont partiellement indépendants des performances techniques alléguées des interventions.

Cette injonction qualitative trouve ses fondements dans plusieurs sources dont les deux plus emblématiques viennent du droit et de l'éthique médicale. Le droit prévoit que « toute personne prend, avec le professionnel de santé et compte tenu des informations et des préconisations qu'il lui fournit, les décisions concernant sa santé »[253]. Il s'agit donc depuis 2002 d'une véritable codécision. De cette manière, la personne est juridiquement impliquée dans l'élaboration des choix thérapeutiques. Ils peuvent consister à préférer l'emploi d'un traitement au détriment d'un autre, ou encore préférer s'abstenir de toute intervention. C'est pour cette raison qu'il existe la plupart du temps au moins deux options, par conséquent il existe pratiquement dans toutes les situations un choix à effectuer. Quelques exceptions envisagent le cas où la personne se trouverait hors d'état d'exprimer sa volonté, ou encore la confrontation à une situation d'urgence.

La seconde justification concerne un des quatre principes fondateurs de l'éthique médicale énoncé par Tom Beauchamp et James Childress[254] appelé : l'autonomie. De son origine étymologique *auto* : soi-même et *nomos* : la loi, il tend à fournir au patient une capacité réflexive sur sa condition et sur sa prise en charge. Ceci la rapproche de la doctrine contemporaine de l'utilitarisme prônant la « maximalisation des préférences »,

---

252 BIALOSKY Joel, BISHOP Mark, PENZA Charles, « Placebo Mechanisms of Manual Therpay : A Sheep in Wolf's Clothing ? », Journal of Orthopaedics and Sports Therapy, 2017.

253 Article L. 1111-4 du Code de la santé publique.

254 BEAUCHAMP Tom, CHILDRESS James, *Les principes de l'éthique biomédicale*, trad. Fisbach, Paris, Les Belles Lettres, (1979) 2008.

alors que les propos initialement tenus par Jeremy Bentham étaient surtout destinés à rechercher le plaisir et minimiser la douleur[255]. Il s'agissait pour l'auteur de distinguer une posture estimée égoïste, ostensiblement dénoncée par Karl Marx, des exigences de la doctrine utilitariste[256]. Bentham prônait la considération de tous les êtres sensibles impliquent que chacun mette tout en œuvre pour garantir le bien-être. Celui-ci était d'ailleurs mesuré par le plaisir[257] dont la puissance de ce qu'il nomme « l'utilité totale » augmente logiquement avec le nombre de personnes[258]. Toujours est-il que le principe d'autonomie invite le patient à une véritable réflexion sur la prise en charge qu'il va recevoir. Son implication est importante et ne se contente pas d'une posture d'observateur distant et passif au sein de laquelle son étymologie cherchait pourtant à l'enfermer.

Quelles qu'en soient les justifications, la stratégie thérapeutique repose certes sur des explications fournies par les professionnels mais le patient demeure souverain dans sa faculté de décider. Ceci malgré le déséquilibre apparent de la relation thérapeutique. C'est ce que Karl Jaspers explique en ces termes : « Il [le soignant] instruit le patient, qui sait désormais de quoi il s'agit, et qui contribue à l'application judicieuse du traitement. Le malade peut souscrire à ce traitement, douter, puis se laisser convaincre, ou enfin refuser l'intervention que le médecin ne fait que lui proposer »[259]. Le patient est donc théoriquement en mesure tantôt d'adhérer, tantôt d'aller à l'encontre des préconisations du soignant. Cette configuration interroge d'une part sur la capacité d'une telle réflexion et d'une autre sur l'envie de réaliser cette opération. Le patient doit être convenablement informé pour disposer d'un nombre suffisant d'éléments afin que son jugement puisse

---

255 BENTHAM Jeremy, *Principes de morale et de législation*, Paris, Vrin, (1789) 2011.

256 MARX Karl, *Le Capital*, Paris, PUF, 2006, Livre I, Chapitre 4.

257 RAWLS John, *Théorie de la justice*, 2ème éd.., Paris, Seuil, 2009, §21.

258 BOYER Alain, *Apologie de John Rawls*, Paris, PUF, 2018, p.91.

259 JASPERS Karl, *Essais philosophiques, philosophie et problèmes de notre temps*, Paris, Payot, (1953) 1970, p.298.

s'exercer dans les meilleures conditions. Ce qui semble être encouragé à la fois par le droit et l'éthique médicale. Il va devoir apprécier les preuves qui lui seront soumises. Elles ne reposent de ce fait plus uniquement sur une performance technique qui est le fruit d'un débat d'experts exprimé par des pourcentages de chance de réussite et de risques encourus. Elles dépendent surtout de la perception du patient en étant le fruit de sa délibération intrinsèque. Son choix ne reposera pas nécessairement sur la stratégie thérapeutique la plus statistiquement optimale, mais sur une décision qu'il estimera la meilleure pour lui. Par exemple, si l'on ne devait se fier qu'aux critères de performance, un patient atteint d'un cancer devrait plutôt opter pour un protocole d'ablation chirurgicale de la tumeur, suivi d'une chimiothérapie et/ou radiothérapie (en admettant que de tels gestes soient possibles dans cette circonstance). C'est-à-dire des interventions qui semblent *a priori* les plus cohérentes. Pour autant, elles sont aussi les plus invasives. En fonction de leur sensibilité, certains patients vont estimer que le caractère très lourd d'un tel protocole est au-dessus de leur force et qu'ils préfèreront avoir une fin de vie différente. Ce qui repose sur une appréciation qui ne tient pas uniquement compte des données scientifiques attachées à la performance. Un patient pourrait aussi tout à fait préférer une stratégie thérapeutique moins efficace lui offrant plus de sécurité qu'un traitement par exemple cinq fois plus efficace et une fois et demi plus dangereux. Bien que la balance bénéfice/risque soit en faveur de la seconde option thérapeutique, les préférences de certains patients les conduiront à un choix favorisant la sécurité en dépit d'une efficacité plus avantageuse à laquelle ils renonceront volontiers. L'adhésion à une stratégie ou une autre s'attache à ce qu'il souhaite supporter en fonction de son état de santé. Plus généralement, ses choix seront largement sous le joug de ses valeurs.

Évoquer cette liberté de choix est une nécessité d'autant plus justifiée lorsque les actes proposés ne sont eux-mêmes pas toujours conformes aux connaissances médicales avérées[260] pour des raisons culturelles, d'habitude ou encore de tradition[261]. Tel est le cas notamment pour les manœuvres « d'expression abdominale » lors de la deuxième phase de l'accouchement[262], la pratique de la kinésithérapie respiratoire pour les bronchiolites[263], ou encore de l'emploi de médicaments hors de leur indication AMM. Il ne faut pas toutefois ignorer le fait que la préférence du patient est largement conditionnée à la façon dont seront présentées les stratégies thérapeutiques. Elle dépend aussi dans une certaine mesure des convictions du professionnel, qui, même en essayant d'adopter une posture de neutralité bienveillante échouera systématiquement. Énoncer que la neutralité appartient à un idéal chimérique est un lieu commun[264]. C'est pour cette raison qu'elle est tout au plus considérée comme une aspiration téléologique, considérée comme un objectif qu'il faut essayer d'atteindre sans en étant conscient de son incapacité à y parvenir[265]. C'est aussi pour cette raison que l'obligation d'informer préalablement à toute prise en charge est si prégnante. Seule l'impossibilité peut dispenser les professionnels de ce devoir, ou encore la volonté du patient de ne pas être informé et, dans de rares cas, l'urgence d'une situation. La délivrance d'information est d'ailleurs soumise à un encadrement juridique. Plusieurs articles la détaillent explicitement en évoquant ses modalités et son contenu. Protégées par le secret professionnel, les informations concernent l'intégralité de l'état de santé de la personne. Ce qui implique d'aborder de nombreux points lors de cet exposé comme les investigations menées, expliciter les actions de prévention ou le cas échéant les traitements qui sont envisagés.

---

260 GARROW John, « How much of orthodox medicine is evidence based? », BMJ, 335, 2007.

261 Sur ce point on consultera plusieurs ouvrages de Martin Winckler tels que : *Le Chœur des femmes*, ou alors *Les brutes en blanc*.

262 Haute Autorité de Santé, « L'expression abdominale durant la deuxième phase de l'accouchement », 12/04/2007.

263 Haute Autorité de Santé, « Bronchiolite aiguë : la kinésithérapie n'est plus recommandée », 20/11/2019.

264 WEBER Max, *Essais sur la théorie des sciences*, *op. cit.*

265 PARSONS Talcott, *Éléments pour une sociologie de l'action*, Paris, Plon, 1955.

Il est ensuite nécessaire d'aborder l'utilité des diverses options thérapeutiques ainsi que leurs conséquences et les risques fréquents ou normalement prévisibles qui les accompagnent[266]. Le patient est le plus à même d'évaluer les différentes stratégies à l'aide des balances bénéfices/risques de chacune des options incluant l'abstention thérapeutique. Les personnes peuvent donc *a priori* accéder à toutes les informations concernant leur santé de manière directe ou par l'intermédiaire d'un médecin[267].

Le modèle de l'*evidence-based medicine* semble d'ailleurs être assez connivent avec cette orientation juridique puisqu'il prévoit de faire une place centrale à ce qui est explicitement qualifié de « préférences » du patient. Une tendance à l'autonomisation opère à la fois dans le droit et à la fois dans les mœurs. Pourtant, ce qui relève d'une obligation sans concession est régulièrement minimisé par eux qui se revendiquent du paternalisme médical. Il s'agit d'une certaine tradition où le professionnel décidait à la place de son patient[268]. La survivance de cette sacralisation est souvent brandie comme une source de légitimité à des comportements qui tendent à ôter aux patients la souveraineté de leurs décisions. De nombreux témoignages passéistes en attestent et des études sociologiques le confirment. « La seule chose que l'on nous apprend au long de nos études, c'est d'être formaté, d'entrer dans les cases, de se conduire de manière paternaliste avec nos patients »[269]. L'histoire médicale indique que l'ivresse de la puissance a conduit nombre de protagonistes à tenir des propos qui appartiennent à cette « posture éthique » discutable, avec des citations emblématiques comme celle de Guy de Chauliac : « Le médecin attend du patient qu'il lui obéisse comme un serf à son seigneur ». Pourtant, depuis les années 1980 le modèle de l'*evidence-based medicine* intègre explicitement les préférences du patient dans le choix de sa prise en charge. Le schéma qui lui

---

266 Article L. 1111-2 du Code de la santé publique.

267 Article L. 1111-7 du Code de la santé publique.

268 DEMICHEL Francine, *Au nom de quoi ? Libre propos d'une juriste sur la médicalisation de la vie*, Bordeaux, LEH, 2006.

269 AUSLENDER Valérie, *Omerta à l'hôpital – Le livre noir des maltraitances faites aux étudiants en santé*, Paris, Michalon, 2017, p.66.

est classiquement associé positionne même cette préférence à égalité avec l'expérience clinique du professionnel et les données issues de la recherche. Ils forment un trépied sur lequel repose la décision médicale[270].

La représentation classique de cette décision émerge avec l'interpénétration des éléments fondateurs de la médecine envisagée par le paradigme actuel.

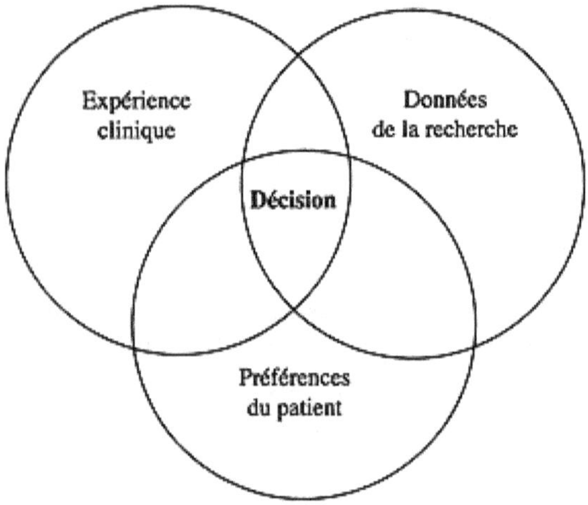

La transformation de la relation thérapeutique a été maintes fois étudiée. L'article au titre volontairement provocateur du Professeur Gérard Mémeteau : *Éloge du paternalisme médical*[271] en est une illustration. La preuve médicale sera considérée de manière variable si elle résulte d'une analyse orientée du praticien, ou d'une présentation la plus objective de la littérature médicale. Initialement, seule une conduite morale exigeait une bienveillance (à géométrie variable) dans le serment hippocratique. Désormais, de nombreux gages existent garantissant la mise à disposition des savoirs médicaux. Néanmoins, les études portant sur l'impact de l'*evidence-based medicine* sur les décisions fleurissent pour évaluer les effets

---

[270] SACKETT David et *al.*, *Evidence-Based Medicine : how to practice and teach EBM*, Churchill Livingston, 2000.
[271] RGDM, n°62, 2017.

obtenus depuis le changement de cette relation. La preuve ne dépend désormais plus d'un monopole dont le soignant serait l'unique détenteur[272]. Les conséquences de ces bouleversements restent encore incertaines, mais il semble qu'il ne soit plus possible d'écarter la place du patient et de ses préférences à la lumière de ces considérations.

L'*evidence-based medicine* a été conçue pour utiliser les données les plus consciencieuses afin d'aboutir à la meilleure décision possible. Si chacun s'entend sur le fait que les choix éclairés dépendent d'une médecine « fondée sur les preuves » qui associe l'expertise des professionnels avec « les meilleures données cliniques issues de la recherche disponibles »[273], il semble que dans la réalité cela ne soit pas suffisamment convainquant. Une étude américaine au début des années 2000 a montré que seulement 50% des pratiques médicales étaient en réalité conformes aux standards admis par les connaissances scientifiques[274]. Autrement dit, une fois sur deux un acte médical réalisé n'était pas conforme aux connaissances médicales avérées. Un écart existe pourtant entre les preuves issues d'une pratique conforme aux études les plus récentes et celles qui reposent sur un simple usage, basé, de fait, sur l'expérience d'un clinicien, quand bien même celle-ci serait considérable. En somme, il existe un hiatus entre la proclamation d'un nouveau paradigme et son application concrète dans les pratiques. En dépit des données scientifiques qui guident la réflexion des praticiens, les soignants persistent à attribuer un très haut niveau de confiance à leur expérience personnelle. Ce phénomène semble assez important et ne concerne pas uniquement les thérapies manuelles auxquelles on attribue souvent cette déformation[275]. Cette sensation est

---

272 LAWSON-FROST Sasha, « An epistemological problem for integration in EBM », Journal of evaluation in clinical practice, 2019.

273 SACKETT David *et al.*, « Evidence Based Medicine : What It Is and What It Isn't », BMJ, 312, 1996, p.71,72.

274 McGLYNN Elisabeth *al.*, « The Quality of Health Care Delivered to Adults in the United States », New England Journal of Medicine, 348, 2003.

275 Sur ce point on consultera BERNER Eta, GRABER Mark, « Overconfidence as a cause of diagnostic error in medicine », The American Journal of Medicine, 2008; LAM Jeffrey, FELLER Edward, « Are We Right

largement renforcée et entretenue par les gratifications en tout genre obtenues au cours d'une vie passée à prodiguer des soins. Le sentiment ainsi satisfait d'avoir agi de manière pertinente est facilement promu au grade de certitude[276]. Les impressions fluettes se muent en vérités fondées et dument justifiées par des observations répétées, oubliant que les critères de ces observations sont largement soumis à des occultations. Celles-ci sont pourtant susceptibles d'entacher leur validité. Cette tendance n'est pas non plus totalement étrange. En effet, il serait nécessaire pour un professionnel de lire 17 articles scientifiques par jour, et ce, chaque jour de l'année sans aucun répit, pour posséder des savoirs actualisés dans sa discipline[277]. Ce qui impliquerait que même avec une certaine habitude de lecture, les professionnels seraient contraints d'allouer une partie plus que considérable de leur temps à lire des études. En somme, cette activité chronophage phagocyterait une majeure partie de leur journée. Ils n'auraient plus véritablement le temps de réaliser des soins. Il faudrait en somme choisir entre être un professionnel qui est à jour des connaissances médicales et être un professionnel qui décide d'effectuer des soins en ayant un nombre important de lacunes dans ses connaissances. Il convient ici de rappeler que même si ces efforts étaient réalisés, malgré les contraintes qu'ils impliquent, la valeur des preuves obtenues serait tout de même relative. Le caractère idiosyncrasique des méta-analyses étant un des éléments indiqués précédemment en faveur de la modération de leur importance. Il faut encore ajouter que l'Agence Nationale de la Sécurité du Médicament (ANSM) en France, ou la Food and Drug Administration (FDA) aux États-Unis, n'exigent parfois que deux essais cliniques contrôlés et randomisés présentant des résultats positifs. La définition de « positif » pour la FDA consiste en la présentation d'un résultat où les paramètres expérimentaux indiquent une différence en faveur des bras testés en comparaison avec le bras placebo, selon les 5% de

---

When We're Certain? Overconfidence in Medicine », Rhodeisland Medical Journal, 2020.

276 KREMER-MARIETTI Angèle, *Épistémologiques, philosophiques, anthropologiques*, Paris, L'Harmattan, 2005, p.124.

277 DAVIDOFF Frank et *al.*, « Evidence Based Medicine », BMJ, 1995.

Fisher. Il arrive même parfois qu'elle accepte également des traitements ne présentant qu'un seul essai positif. Ces critères n'étant pas excessifs, les preuves médicales établies par ces normes sanitaires sont relativement modestes. Il serait possible d'invoquer, rien qu'au nom de ce seul constat l'importance du choix du patient pour décider de sa prise en charge.

B : Les exigences économiques en médecine

Le coût d'une prise en charge est un élément tout à fait structurant. Étant donné que des logiques financières interviennent, l'évaluation du coût des stratégies de soins devient essentielle dans la détermination de la preuve. En outre, si l'évaluation médico-économique n'a pas pour but de maitriser les dépenses de santé mais d'améliorer la qualité des soins ou de sauver le plus grand nombre de vies, elle demeure un critère d'accompagnement à la décision. Or, certains intérêts économiques se situent à des antipodes les uns des autres et vont rechercher par la preuve des arguments de légitimation. Il convient en ce sens d'aborder l'importance du coût de la santé dans le domaine médical (1) et l'impact que peuvent avoir les laboratoires pharmaceutiques (2).

1 L'importance du coût de la santé

Le fait d'introduire une dimension économique entraine obligatoirement certaines inflexions dans la construction de la preuve médicale. Il se trouve que souvent « l'économie » est un terme qui une fois appliquée au milieu de la santé s'accompagne de représentations péjoratives et d'enjeux politiques difficilement contournables. L'adage selon lequel « la santé n'a pas de prix, mais elle a un coût » est à cet égard assez révélateur de son incidence. La conjonction de coordination « mais » attire l'attention sur le fait qu'une société ne peut se porter garante de la santé qu'à certaines conditions. Les formules d'usage comportent naturellement des intentions bienveillantes, des exigences de protection des personnes et peuvent être exprimées dans un absolutisme faisant abstraction de toute forme de limites. La notion de budget, quant à elle, semble appeler à davantage de pragmatisme et renoncer à des représentations idéelles, c'est-à-dire des utopies qu'il faudrait viser avec un espoir vain qui serait systématiquement rattrapé par la réalité. Le budget présente des barrières aisément discernables indiquant des bornes quantitativement lisibles, ramenant la santé publique à une chose ordinaire et soumise à des mécanismes de gestion dépendant fortement de contingences politiques et économiques[278]. L'utilisation des soins médicaux, la consommation de produits de santé, le coût de la prise en charge des patients sont autant de besoins insérés dans la médecine du XXIème siècle. C'est ce qui a fait écrire à Jean Tirole que « nos principes moraux nous enseignent que la vie n'a pas de prix [...]. En pratique, la vie a un prix. Dans leur quotidien, les citoyens ne mettent pas systématiquement la vie au-dessus de l'argent et ne sont pas prêts à réduire considérablement leur consommation en échange d'un monde plus sûr [...]. Si désagréables et inquiétants ces calculs froids sur les choix de santé soient-ils, nous ne pouvons pas échapper à la rationalisation »[279]. En prolongeant la réflexion du prix Nobel d'économie, on notera la démission de 1200 médecins de leurs fonctions administratives le 14 janvier 2020 en France. Celle-ci fut secondaire à des injonctions managériales qui avaient pour conséquence des maltraitances dans les soins.

La place plus spécifique du commerce influence diverses normes médicales parmi lesquelles figurent en premier lieu les preuves. Il existe même une dimension commerciale de moins en moins subreptice à l'heure où la modification de la relation de soin voit apparaitre des maladies chroniques, où le patient renonce à la perspective de rémission et s'installe « durablement » dans un parcours de soin non-curatif. Ceux que l'on appelle aussi les usagers pratiquant le nomadisme médical utilisent leurs smartphones pour évaluer la réputation des

---

278 Sur ce point on consultera volontiers BATIFOULIER Philippe, *Capital-santé – Quand le patient devient client*, Paris, La Découverte, 2014.

279 TIROLE Jean, « Allons-nous enfin apprendre notre leçon ? », Le Monde, 26 mars 2020.

praticiens et le palmarès des établissements de santé. Dans un monde où les avis et les notations constituent une sorte de docimologie moderne ; une valeur particulière est attribuée au prix de la consultation. Autant d'éléments qui tacitement participent à la construction de la preuve.

Parmi les quatre grands principes de l'éthique médicale[280] il semble qu'il n'y ait pourtant aucune gêne à aborder le sujet économique, sinon commercial, qui relève parfois du tabou dans les représentations traditionnellement pudiques que l'on infère au colloque singulier. Par exemple, la différenciation philosophique entre égalité et équité dans le soin introduit la question de ressources financières des personnes dépendant toutes deux du principe éthique de justice. Elles sont abordées sereinement sans occulter les inégalités et les discriminations. Pour engager une dialectique honnête, reléguer l'économie à un combat d'arrière-garde serait regrettable. Cela en reviendrait même à commettre une omission fatale. Il va de soi que pour les États « les ressources allouées au secteur de la santé ne sont pas indéfiniment extensibles »[281]. Il existe cette vieille idée que « la France vit au-dessus de ses moyens » qui a été employée par Raymond Barre en 1976 ou encore Manuel Valls en 2014. Ce qui oblige en permanence à attacher la santé et l'économie dans des discours de rationalisation. Ces réflexions exhument alors de pléthoriques situations où les soignants pourraient se sentir bousculés dans leur exercice ordinaire. La période de crise sanitaire due à la COVID-19 l'a d'ailleurs révélé à certains égards. La limitation du matériel et l'insuffisance du nombre de lits a parfois contraint les soignants à trier les patients, à procéder à une évaluation reposant sur de sordides probabilités qui correspondent à la « chance » qu'ils avaient de survivre. On aura raison d'argumenter que ces errances sont tributaires des politiques publiques appliquées au secteur sanitaire indépendamment des soignants. Toujours est-il que les injonctions contextuelles ont fait naître des dilemmes moraux

[280] BEAUCHAMP Tom, CHILDRESS James, *Les principes de l'éthique biomédicale*, trad. Fisbach, Paris, Les Belles Lettres, 2008.
[281] LE COZ Pierre, *L'éthique médicale – Approches philosophiques*, Aix-en-Provence, PUP, 2018, p.64.

chez les professionnels dont l'origine n'est pas étrangère au coût de la santé. Cela surgit également dans le cadre du don d'organes où la pénurie a pour conséquence de ne pas être en mesure de satisfaire tous les demandeurs et de recourir à des listes d'attente, parfois au détriment de la santé ou de la vie des personnes.

Il est difficile de nier l'existence d'un véritable marché de la santé. Il implique des transactions dont certaines sont de nature commerciale. Une preuve médicale pourrait donc consister en une « option financière intéressante »[282] dans la mesure où le paramètre coût/efficacité est une composante non négligeable. L'économie de la santé est récente et intègre plusieurs champs disciplinaires. La croissance économique d'après-Guerre en France a permis la mise en place d'un système de soins socialisé sans nécessité de prise en compte des coûts. Ce n'est qu'à partir des années 1970 que la rationalisation des ressources collectives fut mise à l'honneur. Le budget consacré à la santé est de plus en plus élevé imposant de s'interroger sur l'évaluation des coûts afin d'optimiser l'allocation des ressources utilisées pour les stratégies diagnostiques et thérapeutiques. Il est donc indispensable de réaliser des choix selon des critères de coûts qui sont rapportés aux bénéfices attendus dont la valeur sera appréciée par le système sanitaire. Imaginons une pathologie X susceptible d'entraîner la mort. Soit un nouveau traitement appelé : A. Celui-ci permet d'obtenir des résultats bénéfiques sur les personnes atteintes en prolongeant leur espérance de vie de cinq années supplémentaires. En compétition avec le traitement A, un traitement B est apparu dans une temporalité similaire. Celui-ci permet d'obtenir une espérance de vie supplémentaire de dix ans dans un état de santé similaire. Il serait aisément possible de dire à ce stade que le traitement B est plus intéressant que le traitement A. Sans considérations économiques, la preuve médicale se présente à ce stade sous un jour relativement simple. Pourtant, si l'on rajoute des logiques financières

---

[282] LEMOINE Maël, *Introduction à la philosophie des sciences médicales*, *op. cit.*, p.113.

notamment en termes de prix du médicament, le rapport coût/efficacité est susceptible de modifier l'appréciation initiale. Admettons à présent que le traitement A implique un coût de 500 euros par année et par personne, et le traitement B de 100 000 euros. Un calcul sur l'espérance de vie indique que le traitement A coûtera en moyenne à la société 2 500 euros, alors que le traitement B l'impactera à la hauteur de 1 million d'euros. Le rapport coût/efficacité sera en faveur du médicament A quand bien même l'appréciation technique pencherait pour le traitement B. Le choix effectué par la société participe donc à la sélection de stratégies thérapeutiques mises ou non à la disposition des usagers. Ainsi, l'évaluation médico-économique qui, selon la définition de la HAS « consiste à comparer l'intérêt médical d'un acte, d'une pratique, d'un médicament d'une organisation innovante ou d'un programme de dépistage, et les coûts qu'ils engendrent », n'a pas pour but de se placer dans une logique comptable. En dépit de ce qui vient d'être indiqué, elle prend en compte les coûts et les bénéfices afin d'améliorer la qualité de soins, ainsi que de porter assistance au plus grand nombre de personnes. Les considérations économiques participent par ces mécanismes à apprécier ce qui constitue une preuve médicale satisfaisante.

Ce phénomène est exacerbé dans les sociétés qui conventionnent les soins et les produits de santé. Les États assurent dans ce cas leur remboursement par la solidarité nationale à l'instar des modèles béveridgiens ou bismarkiens. Si le concept de preuve peut à certains égards chercher à exister universellement, sa dimension médico-économique peut considérablement varier en fonction des modèles de société. Il en est d'ailleurs de même pour le célèbre « parcours de soin » où un patient normalement soucieux de ses intérêts économiques est plus qu'incité à consulter son médecin traitant en premier lieu. Certains vont jusqu'à qualifier cette incitation de « menace de sanctions financières »[283]. Au sujet du médicament, on pourrait s'aventurer à considérer que les

[283] OGIEN Ruwen, *Mes mille et une nuits – La maladie comme drame et comme comédie*, Paris, Albin Michel, 2017, p.105.

industries sont dans une relation commerciale indirecte avec les clients puisque l'acheteur en réalité n'est autre que l'État. Cette relation leur donne l'assurance d'écouler des stocks avec une certaine tranquillité. Bien que l'État n'assume pas la responsabilité en cas de défectuosité[284], il met en place des dispositifs de certification sur ces produits. Des précautions existent pour que la dimension commerciale ne puisse pas sombrer dans sa dérive classique qui serait l'antithèse de la sécurité. La négociation économique passe de ce fait par des exigences qui conditionnent une chaine de la vente au conventionnement. Elle participe inévitablement à sélectionner certaines preuves au détriment de d'autres. Dans le domaine du médicament les coûts supportés par l'industrie pharmaceutique sont compensés par les bénéfices liés à la commercialisation des produits de santé. Ce retour sur investissement n'est possible qu'à l'issue de l'obtention de l'Autorisation de Mise sur le Marché du médicament[285]. À ce stade une relation s'établie entre l'État et ces compagnies, d'autant plus qu'une évaluation médico-économique est désormais exigée. Par ce procédé, la société admet que la preuve apportée sur un médicament est suffisante pour assumer le fait de le rendre commercialisable. L'État participe à sa façon à la détermination de la preuve médicale dans la mesure où il valide la sécurité et l'effectivité d'un produit dont il assure (ou non) l'accessibilité aux patients. Le débat au sujet de la responsabilité est un élément majeur pour savoir qui de l'État ou de l'industriel est en cause en cas de dysfonctionnement. Tel est le cas dans l'affaire très médiatisée de la dépakine o ù les deux parties ont renvoyé à l'autre la responsabilité.

Comme indiqué précédemment, la question du commerce soulève un aspect avec lequel les soignants ne sont pas toujours très à l'aise. Bien que cette appellation puisse sembler indésirable, il existe pourtant bien une « consommation

[284] Sur ce point on consultera les articles 1245 et suivants du Code civil relatif à la responsabilité du fait des produits défectueux.
[285] Article L. 5121-8 du Code de la santé publique.

médicale »[286] dont les soins ne représentent qu'une des sources parmi d'autres agents économiques. Il est pourtant impossible d'occulter le fait que la médecine est intriquée dans une organisation collective appelée système sanitaire. Cette dimension en fait un bien particulier qui semble à la première lecture échapper à toute régulation marchande. Or, l'équilibre économique de l'assurance maladie représente un enjeu capital qui implique des réflexions sur la performance des soins et le bien-être qui consiste en la mise en commun de moyens pour parvenir à un optimal social[287]. Il existe dans la santé publique un dilemme lié à la garantie de la santé grâce à la souveraineté du consommateur tout en n'ignorant pas la complexité des enjeux économiques. L'économie s'adapte aux besoins collectifs avec des innovations de plus en plus couteuses, mais la collectivité doit gérer le budget alloué aux soins avec une enveloppe globale qui est fixe. L'apparition des pathologies est au demeurant un phénomène souvent imprévisible. L'idée consiste à transformer les incertitudes en risque probabiliste par des mécanismes de gestion. Une preuve médicale est alors attachée à la notion de ressource. Si ces sujets semblent parfois lointains, indirects, voir étrangers à la pratique médicale, ils sont plus perceptibles lors des situations de crise. La pandémie de 2019 a montré que la gestion de matériels et de ressources humaines était essentielle. Pour ne mentionner que l'absence de ressources humaines et de masques de protection FFP2, la conséquence était la mise en danger des soignants qui a d'ailleurs entrainé la mort de certains d'entre eux.

Les pays libéraux ne sont pas non plus exempts de l'influence du commerce. On pourra noter à titre d'exemple qu'en 2015 le prix du daraprim a augmenté de 5 000%. Cette décision unilatérale avait été prise par un financier de 30 ans, Martin Shkreli, qui en avait racheté les droits exclusifs. Ce traitement était destiné aux personnes atteintes du SIDA, de la malaria et de la toxoplasmose pour qui une telle augmentation

---

[286] FARGEON Valérie, *Introduction à l'économie de la santé*, 2ème éd, Grenoble, PUG, 2014, p.67.
[287] *Ibid.*, p.13.

était plus que préjudiciable. Le cas du traitement de la DMLA fut également intéressant. Cette pathologie de l'œil pouvant aller jusqu'à la cécité avait trouvé dans l'avastin un traitement qui présentait un faible coût, alors qu'il était initialement utilisé pour le traitement du cancer du côlon. Le laboratoire qui le produisait s'est mis à élaborer du lucentis, un traitement identique à l'avastin à ceci près qu'il était plus onéreux et coûtait 2 000 dollars par injection. Ce fut également le cas du traitement de l'hépatite C où le prix du traitement révolutionnaire exigé par Gilead était de 84 000 dollars sur les trois mois nécessaires à la prise en charge, bien que ce prix était scientifiquement injustifié. Dans ces trois cas des produits identiques étaient vendus à des prix différents posant des questions majeures sur leur accessibilité. La thérapie génique de la leucémie qui était de 35 000 euros par patient a également fait polémique. Le traitement a été racheté par un laboratoire privé bien que la découverte était issue de recherches financées par des fonds publics. Les arguments justifiant son prix élevé reposaient sur une rhétorique consistant à dire que sans ce traitement le patient devrait prendre des médicaments à vie, représentant donc un coût certain. Or, 1 800 000 personnes sont atteintes par ce cancer laissant imaginer de colossaux bénéfices à venir.

Le commerce est omniprésent en médecine et ses ramifications s'étendent à de multiples niveaux. La force de son impact explique pourquoi il participe à la fabrication de la preuve médicale par des discours qui s'éloignent des arcanes habituels de la science. Ils s'approprient toutefois des choses savantes dont l'autorité apparait comme incontestable. Ainsi, la fonction performative de ces propos est plus prégnante[288]. Cette puissance accroît leurs chances d'emporter la conviction des prescripteurs et des consommateurs. On peut dès lors raisonnablement s'interroger sur une preuve médicale qui est construite par une structure dont l'intention principale est destinée à réaliser des profits. Il faut ajouter que les réseaux sociaux amplifient ces discours. Les algorithmes trient les

[288] AUSTIN John Langshaw, *Quand dire, c'est faire*, Paris, Seuil, 1994.

informations consultées par les individus pour leur adresser celles avec lesquelles ils seront les plus consonants. La « post-vérité » participe à l'évanescence progressive des frontières entre la preuve reposant sur des arguments rigoureux et une preuve reposant sur des éléments soit inexacts, soit volontairement erronés. Pour Myriam Revault d'Allonnes « lorsqu'un certain nombre d'individus en viennent à colporter des fictions comme s'il s'agissait de faits réels, la société est atteinte dans ses fondements »[289]. Or, puisque la preuve aspire à la vraisemblance, une distorsion opère entre sa vocation initiale et sa construction confrontée à des enjeux commerciaux qui cherchent à l'influencer pour garantir des intérêts industriels.

Des discussions fécondes peuvent être menées sur la dimension commerciale qui consiste à laisser des compagnies évaluer de manière pratiquement autonome le produit de leur propre fabrication. Bien que la preuve médicale s'intéresse à la sécurité et à l'efficacité des produits de santé, elle demeure conçue par des industries qui souhaitent tirer profit de leurs ventes. Les démarches de valorisation omniprésentes s'étendent de l'influence des *leaders* d'opinion, à des professionnels du lobbying jusqu'aux consommateurs. En l'espèce, le recours aux mécanismes de séduction des institutions ainsi qu'à des prescripteurs et des consommateurs sont légion. La durée limitée des brevets sur les médicaments pousse par exemple les industries à développer des stratégies pour continuer à dégager des profits de la commercialisation de leurs produits. L'expiration du brevet sur le prozac (fluoxétine) a conduit son fabriquant à encourager la création d'un nouveau syndrome appelé « désordre dysphorique prémenstruel ». La fluoxétine fût rebaptisée en sarafem. Son packaging a été modifié en y intégrant de la lavande et en le mettant en capsule pour le conformer aux attentes des futurs consommatrices, pour ne pas dire à leur goût, afin d'être approuvé par la FDA. Des outils de communication ont cherché à expliquer que le « désordre dysphorique prémenstruel » était un trouble qui justifiait

[289] REVAULT d'ALLONES Myriam, *La faiblesse du vrai – Ce que la post-vérité fait à notre monde commun*, Paris, Seuil, 2018, p.29.

l'utilisation du sarafem. Or les arguments n'étaient que cosmétiques puisque ces troubles, qui n'en n'étaient pas véritablement, n'avaient pour seule fonction que de réaliser des profits sur la commercialisation dudit produit[290].

La stratégie est simple. Il s'agit de faire passer un état normal comme quelque chose d'anormal et de façonner un traitement destiné précisément à le normaliser. Les exemples sont nombreux mais s'il ne fallait n'en nommer qu'un, l'histoire de la masturbation est certainement l'anecdote la plus saisissante (si l'on peut dire) et assurément la plus cocasse. En 1712, dans le but de commercialiser son traitement, un londonien caractérisa une pathologie appelée « onanisme »[291]. Il n'avait pas ménagé ses efforts pour produire des tableaux cliniques effrayants quant aux funestes effets que l'activité masturbatrice était susceptible de produire. Cette initiative fut d'ailleurs alimentée par le traité d'un médecin suisse, Samuel Tissot, qui en 1760 accentua les conséquences apocalyptiques de cette pratique, accréditant l'idée réprobatrice du plaisir sexuel solitaire. D'autres productions du début du XXème siècle se sont par la suite fait le relais des prêches punitives contre l'autoérotisme.

Il existe aussi des situations plus communes où des troubles sont artificiellement fabriqués poursuivant le même objectif. Tel est le cas de la tristesse, de la fatigue ou du stress qui sont des états passagers et ordinaires de la vie que chacun a déjà expérimenté. En cas d'exagération ils peuvent naturellement être pris en charge puisqu'ils occasionnent des situations physiologiquement négatives telles que l'hypertension artérielle liée au stress, ou des troubles de la vigilance dus à la fatigue. Toutefois, de manière passagère ils ne peuvent que difficilement être considérés comme nocifs. On pourrait aisément rétorquer que ce n'est qu'une question de mesure. Et c'est précisément sur cette ambigüité que des états (tels que ceux mentionnés) inclus dans des théories largement

---

[290] STEGENGA Jacob, *Medical Nihilism*, *op. cit.*, p.47.

[291] HUMBERT Pierre, PALAZZO Jérôme, *Petite histoire de la masturbation*, Paris, Odile Jacob, 2009.

discutables, avec l'appui d'un léger support scientifique leur fournissant une crédibilité d'apparence en guise de verni. Ce qui suffit à fabriquer des « pathologies » sur mesure. Il devient par la suite opportun de proposer des médicaments pour ces indications nouvellement constituées pour la circonstance.

Il faut aussi considérer des situations plus subtiles encore où certains traitements ont été destinés à résoudre des problématiques de nature sociale. Le méthylphénidate, plus connu sous le nom de ritaline, est un médicament prenant en charge les troubles déficitaires de la tension avec hyperactivité (TDAH)[292]. Les enfants « atteints » sont effectivement particulièrement turbulents dans certaines situations sociales telles que les milieux scolaires conventionnels. Or, s'il a été démontré que ce traitement ne fonctionne pas (dans la mesure où l'efficacité n'a pas été établie alors que des effets indésirables étaient bien présents), il existe au demeurant un effet bénéfique pour les enseignants qui se voient délestés des conséquences générées par ces troubles tels que les agitations[293]. Les enfants ingérables sont moins prompts aux mouvements intempestifs, ce qui constituait un soulagement aisément imaginable pour les parents et les enseignants. Sa commercialisation répond donc à une demande de satisfaction sociale et non à la prise en charge strictement curative d'une pathologie. Pour autant, atténuer la manifestation d'états psychiques considérés comme différents ne constitue pas non plus la garantie d'une efficacité thérapeutique. Ainsi la commercialisation de ce médicament pouvait bénéficier d'arguments relatifs à la scolarisation ou inhérent à la tranquillité des familles. Il s'agissait surtout d'arguments de « paix » ou de « répit » relevant d'une mission que l'on pourrait considérer comme impropre à un produit de santé.

---

292 Sur ce point on notera l'ouvrage de WAHL Gabriel, *Les adultes hyperactifs*, Paris, Odile Jacob, 2016.

293 WHITAKER Robert, *Anatomy of an epidemic : magic bullets, psychiatric drugs, and the astonishing rise of mental illness in America*, New-York, Crown, 2010.

Le commerce du médicament tient également au fait que les consommateurs manifestent souvent un enthousiasme important pour les nouveaux traitements. La conscience de cette sensibilité à la nouveauté permet aux industries de vendre davantage de produits. L'imaginaire conclut qu'un traitement récent est forcément le fruit d'une recherche plus actuelle, donc plus performant, lui conférant une meilleure attractivité. Le packaging commercial participe à cette sensation. Pour éviter toute forme de concurrence, la législation française prévoit qu'un produit qui présenterait des « propriétés curatives ou préventives à l'égard des maladies »[294] est considéré comme un médicament pour en réserver l'exclusivité aux industries pharmaceutiques. C'est-à-dire qu'une substance ou composition qui se présenterait comme un produit destiné à agir sur l'état de santé est susceptible d'être qualifié de médicament et de se voir appliquer son régime juridique.

Les stratégies marketing inhérentes au médicament sont multiples et le fait que leur diffusion soit « labélisée » par l'État leur donne une apparence rassérénante. Elle semble être issue d'un processus attestant de preuves dont on suppose qu'elles sont convaincantes. Une part de leur succès est aussi à attribuer au fait que les consommateurs ne sont pas particulièrement connaisseurs des mécanismes permettant d'établir la performance d'un traitement. Le constat de cette mauvaise compréhension des aspects basiques de la recherche a été objectivée par plusieurs études. L'une d'entre elles est une enquête est assez révélatrice de cette carence. Elle indique que les personnes sont plutôt perméables aux manifestations publicitaires. Le « National Science Foundation » a interrogé une population d'américains en leur posant la question suivante : « Deux scientifiques veulent savoir si un certain médicament est efficace contre l'hypertension artérielle. Le premier scientifique veut donner ce médicament à 1 000 personnes en état d'hypertension artérielle et observer combien d'entre eux constatent une diminution de la pression. Le second scientifique veut donner le médicament à 500 personnes avec de

[294] Article L. 5111-1 du Code de la santé publique.

l'hypertension artérielle et ne rien donner à 500 autres personnes également avec le l'hypertension artérielle et observer combien de personnes dans les deux groupes constatent une diminution de la pression. Laquelle de ces deux méthodes est la meilleure ? Pourquoi est-il préférable de tester le médicament ainsi ? ». En 2012 seul un tiers des personnes interrogées a répondu convenablement aux deux parties de l'énoncé[295]. Ces résultats indiquent que les individus ont une mauvaise compréhension des mécanismes attribuant une validité scientifique à la preuve médicale. Si la logique de l'évaluation est un sujet qui repose souvent sur des connaissances complexes de biostatistiques, la compréhension des idées générales garantie pourtant un minimum de lucidité. Celle-ci permet d'être moins exposé aux fourberies des stratégies commerciales.

2 Le rôle des industries pharmaceutiques

Il n'est pas possible de discuter de la fabrique sociétale de la preuve médicale sans évoquer le rôle central de l'industrie pharmaceutique. Ces nombreux organes ont à leur charge de créer, évaluer, développer, produire les médicaments (et les produits de santé) ou plus souvent de racheter leurs brevets. Cette omniprésence soulève d'importantes difficultés qui concernent généralement toutes les organisations monopolistiques.

L'histoire récente de l'hydroxychloroquine a été à cet égard riche d'enseignements mettant à jour comment la preuve médicale était arrimée à des considérations qui ont eu un impact sur la valeur qui lui était attribuée. À en croire les controverses qui se sont succédées, elle était un traitement à la fois efficace et inopérant, dangereuse et inoffensive ; elle était en somme prouvée et non prouvée. En se situant au cœur des discours d'autorité qui s'opposaient, des liens se sont rendus plus visibles entre l'industrie pharmaceutique et les directeurs de revues scientifiques, entre ces directeurs et les publications

---

295 STEGENGA Jacob, *Medical Nihilism, op. cit.*, p.9.

médicales et enfin entre ces publications et la valeur attribuée à la preuve médicale. Après avoir été considéré comme un médicament de routine tout à fait banal[296], l'hydroxychloroquine fut enfermée dans des échanges polarisés où dès qu'une étude paraissait, elle était aussitôt critiquée[297]. L'acmé fut atteinte par la publication de l'étude parue dans *The Lancet*[298] (portant sur 671 hôpitaux et 96 032 patients), ou plutôt par le fiasco qui lui a succédé avec son retrait le 4 juin 2020. Des discussions télévisuelles ou radiophoniques se sont multiplié avec différents représentants de la communauté scientifique, d'anciens ministres, ou d'éminents acteurs du milieu sanitaire pour déterminer le niveau de complotisme sous-jacent à cet évènement. Les journalistes un peu égarés sous le joug d'informations paradoxales, ne sachant plus quel crédit accorder aux preuves médicales, ont cherché à savoir à quels éléments se fier. Les experts expliquaient que l'influence des laboratoires pharmaceutiques est telle qu'ils seraient en mesure de faire accepter des papiers aux conclusions orientées par les revues médicales, y compris les plus célèbres (*The Lancet*, *The New England Journal of Medicine*, etc.). Subitement, la presse semblait découvrir la notion de conflit d'intérêt et la présence d'enjeux financiers colossaux qui influencent la preuve médicale jusqu'à la perversion. Pourtant ces mécanismes ne sont pas nouveaux. Ils sont connus et même documentés depuis des décennies dans le monde de la santé. L'artificialisation de ce déni (qui n'en n'avait alors que l'apparence) était singulière. On pourrait d'ailleurs raisonnablement interroger la part volontaire de cette occultation par les médias.

Il faut malgré tout que la preuve médicale existe. Dans le cas contraire il serait impossible de guider les professionnels dans leurs investigations et leurs traitements. La balance

---

[296] Interview du Pr. Didier Raoult, Yanis Roussel, IHU Méditerranée Infection, 17 février 2020 et 3 mars 2020.

[297] SCHLUGER Neil, « The Saga of Hydroxychloroquine and COVID-19 : A Cautionary Tale », Annals of Internal Medicine, 16/07/2020.

[298] MEHRA Mandeep et *al.*, « Hydroxychloroquine or chloroquine with or without a macrolide for treatment of COVID-19 : a multinational registry analysis », The Lancet, 22 mai 2020.

bénéfice/risque établie théoriquement par rapport aux études doit identifier des valeurs de référence et permettre d'établir les recommandations les plus précises possibles. Ces indications sont normatives bien que le terme de « norme » soit désormais substitué par le mot « seuil » ou par la formule « objectif de santé ». En somme, ces seuils sont discutés et établis. Il est bien ici question de consensus. Les preuves mobilisées à cette fin reposent sur des éléments inhérents à l'art de la négociation charriée par plusieurs influences. Ainsi, le seuil ne se découvre pas mais au contraire il se décide[299]. Il va sans dire qu'il ne s'agit pas uniquement de discussions byzantines autour de la science. Ceci est d'autant plus aigu lorsque l'intérêt économique d'un groupe privé consiste à abaisser un seuil à partir duquel les professionnels devront prescrire un médicament.

À titre d'exemple on peut mentionner que les hypolipémiants (médicaments destinés à faire diminuer le cholestérol) sont prescrits de manière à ce que le LDL[300] n'excède pas un certain seuil. Bien que l'hypercholestérolémie puisse être un des facteurs à l'origine de maladies cardiovasculaires, il se trouve que ces seuils considérés comme « pathologiques » n'ont cessé de diminuer au fil du temps. Mécaniquement, cet abaissement élève de manière considérable les personnes candidates à leur consommation et par extension la rentabilité de ces traitements. Pour les pays anglo-saxons les seuils de prescription des statines (les médicaments permettant de diminuer les LDL) sont passés de 240 mg/dL (en 1986) à 200 mg/dL (en 1988), puis 130 mg/dL (en 1994), à 100 mg/dL (en 1995)[301]. En France, l'Académie de médecine a indiqué en

---

299 GIROUX Élodie, *Les modèles de risque en médecine – Quelles conséquences pour la définition des normes et pour le jugement clinique ? Exemple du calcul du risque cardiovasculaire global* in FAGOT-LARGEAULT Anne (dir.), *L'émergence de la médecine scientifique*, *op. cit.*, p.204 et p.213.

300 L'acronyme « LDL » correspond à *Low Density Lipoprotein* ce qui signifie « lipoprotéines de faible densité ».

301 GONZÁLEZ-MORENO María et *al.*, « Disease-mongering through clinical trials », Studies in History and Philosophy of Biological and Biomedical Sciences, 2015.

2018 le résultat de méta-analyses indiquant l'intérêt des statines pour un seuil à 77mg/dL[302]. Sans vouloir imaginer un complot destiné à accroître le profit de son producteur en dépit des considérations pour la santé publique, une réaction raisonnable consiste à s'interroger sur les raisons de cet abaissement considérable. Le questionnement autour des justifications de ces traitements prescrits à titre préventif (primaire ou secondaire), de surcroît, se heurte inévitablement aux liens financiers entre les industries et les chercheurs[303]. En défendant leurs intérêts les laboratoires souhaitent toujours créer les conditions favorables à la commercialisation de leurs produits. Ce mécanisme est tout à fait audible puisqu'ils ne sont en aucun cas philanthropiques. Il s'agit surtout de veiller à ce que la recherche de profits ne soit pas un argument employé de manière excessive au détriment de la santé des personnes. Deux leviers principaux permettent aux industries d'influencer la preuve médicale pour parvenir à cet objectif. Le premier permet d'agir sur les études à la fois dans les modalités de leur production et de leur publication. Le second porte davantage sur diverses stratégies d'influence. Elle se manifeste par la présence de liens financiers avec les chercheurs ou les institutions qui façonnent les preuves, et, dans le pire des cas, des mécanismes de fraude dont certains ont régulièrement été révélés.

Dans le cas du premier argument, la preuve médicale peut être influencée par de nombreux éléments qui sont susceptibles de modifier sa valeur. Elle est notamment sensible à l'appréciation de la balance bénéfice/risque des médicaments. Cette balance peut être modifiée de deux manières en agissant soit sur l'appréciation excessive du bénéfice, soit en minimisant l'importance du risque. Il a été indiqué précédemment par quels mécanismes les essais cliniques pouvaient surestimer le bénéfice d'un traitement. Il s'agit désormais de montrer par quel moyen il est également possible d'en atténuer le risque. Il est tout d'abord possible d'agir sur la méthodologie des études

---

302 TAYLOR Fiona et *al.*, « Statins for the primary prevention of cardiovascular disease », Cochrane Database Systematic Review, 2019.

303 NANCHEN David et *al.*, « Statines et prévention primaire : comment décider avec le patient ? », Revue Médicale Suisse, Vol 11, 2015.

réalisées. Souvent, le médicament est testé sur des sujets afin d'évaluer ses éventuelles nuisances. Néanmoins, dans tous les essais il existe des critères d'inclusion et d'exclusion qui permettent de trier les participants. Ils sont déterminés de manière à écarter des individus présentant un risque accru de se confronter à un effet secondaire indésirable. Ce qui explique pourquoi des médicaments sont régulièrement retirés du marché au bout de quelques années suite à la constatation de leurs nuisances. Ces constats *a posteriori* permettent de comprendre qu'en ayant favorisé la réduction de ces effets, les nuisances ont été sous-estimées en amont. Pour illustrer cette méthode évoquons un essai qui cherchait à évaluer les conséquences cardiaques d'un médicament ayant été présenté à une population qui avait précisément 40% de chance en moins d'avoir une problématique cardiaque que la population générale[304]. On suppose qu'en s'employant à constituer une population qui a été choisie selon des critères dont on sait déjà qu'ils permettront de constater un risque moins important, les résultats seront orientés. Les personnes âgées, les femmes enceintes et les sujets qui consomment déjà des médicaments sont les personnes qui sont les plus exposées aux effets indésirables, et, dans le même temps, ce sont naturellement aussi ceux qui sont le plus souvent exclus des essais cliniques. Dans le cas des statines les effets nuisibles vont de « simples » atteintes musculaires jusqu'à la mort. La cérivastatine (staltor ou cholstat) a été retirée du marché par les laboratoires Boyer et Fournier en 2001 du fait de l'apparition y compris de rhabdomyolyses fatales. Ces risques sont plus importants chez les femmes, les sujets âgés et les personnes atteintes d'autres problématiques de santé, notamment des maladies rénales. C'est-à-dire qu'il s'agit précisément des personnes qui seront vraisemblablement exclues des études. La taille de l'essai et sa durée constituent également des facteurs limitant de potentielles nuisances. En effet, certains symptômes ne se révèlent qu'occasionnellement. Dans ce cas, procéder à une évaluation ne portant que sur une faible population minimise la probabilité

[304] NISSEN Steven, WOLSKI Kathy, « Effect of rosiglitazone on the risk of myocardial decompensated heart failure », NEJM, 2014.

de rencontrer un individu qui pourrait présenter des effets indésirables. De plus, les symptômes ont parfois une manifestation tardive n'apparaissant qu'au bout de mois ou d'années d'exposition. C'est pour cette raison qu'une temporalité trop courte (et par la même moins onéreuse) ne permettra certainement pas leur identification. Enfin, un dernier outil porte sur le faible impact de la pharmacovigilance. La phase 4 des essais cliniques consiste en une analyse *a posteriori* des données collectées sur les médicaments. Ça n'est en effet qu'après leur commercialisation que les traitements sont consommés par des millions de personnes et que les effets indésirables s'observent. Pourtant, le fait que ces données rapportées ne constituent que des analyses individuelles, même une fois collectée, font que leur impact se place sur un plan très inférieur aux autres procédés d'évaluation. Un rapport de cas faisant état d'un dysfonctionnement est moins puissant qu'un essai clinique, une revue systématique ou une méta-analyse. Leur impact est donc limité par ce manque de considération. En 2006 des chercheurs ont estimé que la valeur de ces données serait sous-estimée en moyenne de 94%[305]. La minimisation des effets néfastes passe également par l'inaccessibilité de ces données. Sans les consulter, il est effectivement impossible de les apprécier. Les résultats des essais cliniques publiés sont sélectionnés par des comités de lectures appartenant aux revues, mais surtout, les équipes de recherche choisissent les études qu'ils souhaitent publier. Il est souvent préférable d'écarter celles qui indiqueraient des données trop embarrassantes. La « German health technology assessment agency » a analysée 101 essais étalés sur cinq ans portant sur 16 médicaments. Leurs conclusions ont indiqué que 77% des résultats n'avaient pas été reportés dans les publications[306]. Cette absence éveille nécessairement le soupçon. De nombreux auteurs associent ces présentations volontairement lacunaires à une volonté de

---

305 HAZELL Lorna, SHAKIR Saad, « Under-reporting of adverse drug reactions : a systematic review », Drug Safety, 2006.

306 WIESLER Beate et *al.*, « Completness of reporting of patient-relevant clinical trial outcomes : comparison of unpublished clinical study reports with publicy available data », Plos Medicine, 2013.

dissimulation des effets néfastes[307]. Les exemples sont nombreux et alimentés par le fait que les essais cliniques de phase 1 et 2 n'ont pas l'obligation de révéler leurs résultats. Or, lors de la phase 1 les risques encourus peuvent être importants pour les personnes volontaires. Une étude tragique récente a conduit à tester une molécule à une dose pourtant 500 fois inférieure à celle estimée optimale sur les animaux. Pourtant, les six personnes impliquées ont rapidement ressenti des céphalées, des rachialgies, des douleurs intestinales, des diarrhées, de la fièvre, une hypotension artérielle, des problématiques pulmonaires. Tant et si bien qu'en 48h tous les sujets ont obtenu des lésions organiques[308]. Ce cas pourrait sembler isolé, mais hélas c'est en étudiant la publication de 133 essais randomisés dans six journaux médicaux renommés que l'on apprend que dans 27% des cas aucune information n'était communiquée sur les effets indésirables et dans 47% des cas aucune information ne mentionnait les retraits de sujets de l'étude pour cause d'effets indésirables[309]. De plus, les études sont construites pour attester d'une significativité de différence entre des groupes afin de démontrer l'effectivité d'un traitement. Leur structure ne poursuit d'autre fonction que de servir cet objectif et en aucun cas détecter ces nuisances qui demanderaient sans doute une forme spécialement adaptée à cet objectif. Il faut attendre la phase 4 des essais pour obtenir des informations sur d'éventuels effets néfastes en misant sur l'initiative des médecins et des patients. C'est pour cette raison qu'il n'est pas très surprenant de constater que ce n'est qu'à l'issue de leur large diffusion que des médicaments sont estimés avec une balance bénéfice/risque finalement plus négative qu'initialement comme pour le bextra, le pondimin, le gatiflo, le vioxx. Malgré cela, certains demeurent sur le marché comme

[307] DECULLIER Evelyne et *al.*, « Inadequate dissemination of Phase I trials : a retrospective cohort study », Plos Medicine, 2009.

[308] LEMOINE Maël, « Animal extrapolation in preclinical studies : an analysis of the tragedic case of TGN1412 », Studies in History and Philosophy of Biological and Biomedical Sciences, 2017.

[309] PITROU Isabelle et *al.*, « Reporting of safety results in published reports of randomized controlled trial », Archive of Internal Medicine, 2009.

celebrex, fosamax, risperdal, avandia parmi d'autres[310]. Étant entendu que certains d'entre eux font actuellement l'objet de poursuites judiciaires.

Minimiser l'impact des effets indésirables est également possible par le levier des liens financiers que l'industrie pharmaceutique entretient avec de nombreux acteurs du milieu sanitaire dont les médecins[311]. Dans le rapport à l'origine des recommandations de bonnes pratiques américaines portant sur le cholestérol en 2004, sur les neuf experts sollicités, huit avaient des liens pécuniers avec l'industrie pharmaceutique en charge de la fabrication des hypolipémiants dont il était précisément question[312]. En France, dans le rapport de l'Académie de médecine de 2018 sur les statines, sur les neuf experts, seuls deux ne présentaient aucun lien apparent avec ces compagnies. Certains étaient ouvertement consultants pour des laboratoires. Ces liens sont assez difficiles à éviter dans la mesure où les industries sont la source principale de financement des leaders d'opinion et rémunèrent la recherche dans le domaine du médicament. Ce qui implique la plupart du temps des médecins. De cette manière, les personnalités du monde médical les plus impliquées dans la recherche (dont on peut supposer qu'elles sont aussi les plus documentées) et les communications sur les produits de santé sont financés par ceux-là même qui les fabriquent. Les conflits d'intérêt sont par conséquent inévitables. Ils existent de surcroît à de nombreux niveaux concernant les industries, les chercheurs, les agences de régulation, les comités de lecture, la direction des revues médicales, les auteurs de recommandations. Pour souligner son caractère systémique, on se contentera de ne mentionner ici que la psychiatrie américaine à titre d'exemple. En 2006,

---

310 STEGENGA Jacob, *Medical Nihilism*, *op. cit.*, p.144.

311 GOUPIL Bruno et *al.*, « Association between gifts from pharmaceutical companies to French GP and their drug prescribing patterns in 2016 : Retrospective study using the French transparency in healthcare and National Health Data System », BMJ, 2019.

312 MOYNIHAN Ray, CASSELS Alan, *Selling sickness : how the world's biggest pharmaceutical companies are turning us all into patients*, Vancouver, Greystone Books, 2005.

l'American Psychiatry Association a reçu 30% de son budget annuel par l'industrie pharmaceutique[313]. Trois exemples peuvent être ici évoqués à travers Joseph Biederman qui est un Professeur de pédopsychiatrie ayant reçu 1,6 millions de dollars en tant que consultant et conférencier en provenance de laboratoires à l'origine de médicaments sur les troubles mentaux infantiles, Alan Schatzberg qui a été président de l'American Psychiatric Association (2009-2010) et est actuellement coéditeur du « Journal of Psychatric Research » qui a reçu plusieurs millions de dollars par un laboratoire qui testait un médicament pour traiter la dépression alors qu'il était l'investigateur principal de cette évaluation dans le National Institue of Mental Health, enfin Charles Nemeroff, également psychiatre et coéditeur d'un journal nommé « Neuropsychopharmacology », a perçu 6,8 millions de dollars de l'industrie pharmaceutique[314].

Les conflits d'intérêt ne sont pas tissés uniquement entre les chercheurs et les industries, mais ils concernent également les agences de régulation. En 2003 et en 2007, sur 88 des 159 réunions de la FDA la moitié des intervenants avaient des liens financiers avec des industries directement concernées par les thématiques discutées en commission[315]. Les exemples sont légion sur ces liens difficiles à éviter et leurs conséquences. Ils ne cessent d'être mis en lumière dans des essais publiés y compris par des médecins la plupart du temps : « Les inventeurs de maladie » (2008), « Complot médical contre la santé » (2011), « Big pharma » (2013), « La fabrique des maladies » (2013), « Omerta dans les labos pharmaceutiques » (2014), « Corruptions et crédulité en médecine » (2015), « Les brutes en blanc » (2016), « Le livre noir de la médecine » (2016), « Impostures pharmaceutiques » (2018). Il va de soi que la question de la preuve médicale ne saurait outrageusement se

---

313 CAREY Benedict, HARRIS Gardiner, « Psychiatric group faces scrutiny over drug industry ties », The New-York Times, Juillet 2008.

314 HARRIS Gardiner, « Top Psychiatrist Didn't Report Drug Makers' Pay », The New York Times, octobre 2008.

315 RESNIK David, *The price of truth : how money affects the norms of science*, New York, Oxford University Press, 2007.

réduire à ce constat. La présence de conflits d'intérêts bien que signifiants ne peut en elle-même condamner définitivement la valeur des preuves médicales au néant. Néanmoins, sans vouloir jeter l'opprobre sur l'industrie pharmaceutique, il serait dans le même temps intriguant d'ignorer ces éléments dans une démarche d'appréciation. Le fait que les méta-analyses présentent des résultats susceptibles de varier selon l'appartenance de liens financiers avec leurs auteurs participe à ce sentiment d'intrigue. Qu'il soit ici permis de l'illustrer par le truchement de corrélations étranges entre les résultats et le financement des auteurs. Tel fut le cas en 1998 lors de l'évaluation des conséquences nocives de la cigarette chez les fumeurs passifs. Sur les 106 études réalisées, 67 indiquaient la présence d'une nocivité contre 39 qui n'en identifiaient pas. La seule différence venait des relations entre les auteurs et l'industrie du tabac qui produisait des résultats favorables[316]. Dans le domaine pharmaceutique, les résultats contradictoires obtenus sont presque systématiquement superposables avec l'existence de liens financiers. Entre 2008 et 2010, six méta-analyses ont été réalisées au sujet des risques de développer une leucémie lors de l'exposition aux formaldéhydes. Deux d'entre elles ont indiqué qu'il n'y avait aucun risque, trois ont conclu à un faible risque, et une a estimé le risque « très élevé ». Les personnes qui ont réalisés les études indiquant la présence de risques étaient les seules qui travaillaient pour des universités ou des institutions gouvernementales[317]. C'est-à-dire que seules des personnes pour lesquelles on peut supposer une relative neutralité ont obtenu ces résultats. Ce fut également le cas au sujet des antihypertenseurs où une forte corrélation a été établie au sujet des relations entre les auteurs d'essais cliniques et les compagnies produisant les traitements. Ces médicaments font d'ailleurs l'objet de très nombreuses publications ce qui explique qu'on ne peut envisager l'explication de ce phénomène par un manque de données. À titre d'exemple, les

---

316 BARNES Deborah et BERO Lisa, « Why review articles on the health effetcs of passive smoking reach different conclusions », Journal of the American Medical Association, 1998.

317 ZANG Luoping et *al.*, « Formaldehyde exposure and leukemia : a new meta-analysis and potential mechanisms », Mutation Research, 2009.

méta-analyses étaient au nombre de 124 sur le sujet en 2007. Lorsque les auteurs possédaient des liens financiers avec l'industrie pharmaceutique leurs conclusions aboutissaient cinq fois plus à des résultats positifs quant à leur effectivité[318]. En 2016 un tiers des méta-analyses étaient effectuées par des employés de l'industrie pharmaceutique et leurs résultats étaient vingt fois moins susceptibles d'aboutir à des conclusions négatives[319].

Enfin, on ne peut occulter que dans certains cas des attitudes de fraude ont pu être démontrées. Il va sans dire que la présence de colossales sommes d'argent ne favorise pas la construction de preuves médicales « pures » qui seraient parfaitement insensibles à ces mécanismes. Il n'est donc pas très surprenant de constater des attitudes délibérément frauduleuses. Des firmes ont en effet commis de nombreuses infractions dont certaines étaient particulièrement importantes au sujet de médicaments n'ayant pas bénéficiés de suffisamment de tests. Certaines ont corrompu des médecins[320], comme en 2009 où Pfizer a été condamnée à une amende de 2,3 milliards de dollars. Cette même société a également été condamnée à verser une nouvelle amende de 107 millions de dollars en 2016. En 2014 GlaxoSmithKline a dû verser 378 millions d'euros à un Tribunal chinois. La regrettable notoriété du zyprexa lui vient surtout du fait qu'il occasionne une prise de masse corporelle importante et favorise l'apparition de diabète, bien que ces données aient été délibérément dissimulées pendant des années. L'industrie ayant conçu la paroxétine (paxil) a été également condamnée pour avoir caché les preuves de ses effets néfastes pendant plusieurs années[321]. La dépakine créée en 1967 a occasionné des effets tératogènes sur les fœtus. Le médiator n'a

---

318 YANK Veronica et *al.*, « Financial ties and concordance between results and conclusions in meta-analyses : retrospective cohort study », BMJ, 2007.
319 EBRAHIM Shanil et *al.*, « Meta-analyses with industry involvement are massively published and report no caveats for antidepressants », Journal of Clinical Epidemiology, 2016.
320 BUNGE Mario, *Philosophie de la médecine – Concepts et méthodes, op. cit.*, p.33.
321 BERENSON Alex, « Eli Lilly said to play down risk of top pill », The New York Times, décembre 2006.

été retiré que 30 ans après sa mise sur le marché. Dans le scandale américain des opioïdes qui n'étaient prétendument pas addictifs selon la firme, au bout de 2000 procédures judiciaires Johnson et Johnson a été condamné à payer 572 millions de dollars en 2010 à l'État d'Oklahoma. Il a été estimé à cet égard que les opioïdes tuaient plus de personnes que la somme des gens décédés d'accidents de la route et les homicides réunis. La crise des opiacés a poussé McKinsey à payer la somme de 573 millions de dollars pour éviter des poursuites judiciaires indiquant en conclusion du règlement de la facture qu'il « n'a reconnu ni rejeté les faits qui lui étaient reprochés »[322] alors que 600 000 américains ont trouvé la mort. Plus récemment encore, le 29 mars 2021 les laboratoires Servier ont été condamnés à 2,7 millions d'euros dans l'affaire du médiator pour tromperie aggravée, homicides et blessures involontaires.

322 KAWASAKI Sarah et *al.*, « The opioid epidemic : Mobilizing an academic health center to improve outcomes », Journal of Substance Abuse Treatment n°121, 2021.

Chapitre 2
L'utilisation de la preuve pour organiser la société

La preuve médicale est également utilisée pour construire des normes anthropologiques, sociologiques, juridiques[323]. Bien qu'il soit très difficile d'identifier avec précision la nature de toutes ces influences, il est néanmoins possible d'en discuter les tendances générales. Les normes sociales sont évolutives à l'instar des théories scientifiques. Lorsqu'elles sont admises, elles se dotent d'une autorité les assimilant à des évidences. Il n'y a pas si longtemps le nazisme était une idéologie totalement admise pendant le IIIème Reich ; au XVIème siècle on menaçait de mort toute contestation sur le fait que la Terre était plate, ou au sujet du géocentrisme ; en 1550 la controverse de Valladolid essayait de déterminer si les personnes noires de peau étaient des humains. La médecine est une pratique sociale. L'utilisation de preuves médicales peut alors servir pour véhiculer des valeurs organisatrices de la société[324]. La preuve n'est donc ni bonne, ni mauvaise. Elle participe seulement à la structure d'une société à un moment donné de son histoire. Pour explorer ces éléments, il s'agit de s'intéresser à l'empreinte de la preuve sur les modèles médicaux (A), ainsi qu'à son impact sur la médicalisation de la société (B).

A : Une empreinte sur les modèles médicaux

Il est possible de considérer que les preuves collectées élaborent des modèles médicaux. Elles dessinent un cadre au sein duquel leur signification produira un sens. L'apparition de certaines preuves, sera susceptible de modifier ma matrice de ces modèles. Les incontournables des traités d'histoire médicale mentionnent les soins du Néolithique, les médecines babyloniennes, égyptiennes, sans oublier la médecine

---

[323] MÉTHOT Pierre-Olivier (dir.), *Vital norms : Canguilhem's* The Normal and the Pathological *in the Twenty-Frist Century*, Paris, Hermann, 2020, p.30.

[324] LE COZ Pierre, *L'éthique médicale – Approches philosophiques*, *op. cit.*, p.28.

asiatique[325]. Les modèles qui leur ont succédé sont également très abondants, tant et si bien qu'il faudrait être historien pour proposer un éventail exhaustif de toutes les théories ayant fait « école ». Cela semble d'autant plus vrai que certains courants ont parfois perdu de leur vigueur avant de réapparaître sporadiquement des siècles plus tard revêtissent d'autres appellations. Si ces modèles sont multiples, deux conflits majeurs semblent se renouveler avec une certaine constance. Une ancienne mettait en opposition une posture considérée comme crédule face à une autre estimée plus crédible (1). De manière plus contemporaine, on confronte une lecture considérée comme artificielle à une autre qui se voudrait plus authentique (2).

1 Une opposition ancienne entre crédulité et crédibilité

L'opposition entre démarche naïve et légitime, ou encore entre fantasque et fiable a souvent jalonnée l'histoire de la médecine en se manifestant sous bien des appellations. La défense des modèles médicaux a souvent contraint les protagonistes à discuter de leurs fondements « philosophiques ». Par démarche philosophique on entend déjà une certaine logique qui pourrait être considérée comme une recherche de preuves en guise de support. Bien souvent les oppositions sont des conflits de longue haleine sans cesse renouvelés. Dans un champ relativement confus, des croyances érigées en théories, des obsessions sacerdotales, des doctrines parfois obscures ont tenté d'émerger en se singularisant. Ces idées devaient impérativement s'épanouir au sein d'une communauté pour survivre à ces pugilats. Animé par la nécessité, les partisans s'armaient intellectuellement pour faire face aux théories dissidentes qui leur cherchaient querelle, brandissant leurs preuves pour toute munition. Réussir à « faire école » pour un modèle est d'ailleurs un processus exigeant. Il

[325] SOURNIA Jean-Charles, *Histoire de la médecine*, Paris, La Découverte, 2004 ; CHASTEL Claude, CÉNAC Arnaud, *Histoire de la médecine – Introduction à l'épistémologie*, Paris, Ellipses, 1998, p.16 ; BAUDUER Frédéric, *Histoires des maladies et de la médecine*, Paris, Ellipses, 2017, p.12.

consiste en la « cristallisation d'un mouvement artistique ou d'un courant de pensée, ce qui postule cohésion et continuité »[326]. Pour ne pas être évincés, les principes soutenant les méthodes de soin sont sommés de créer une émulation suffisante pour trouver de nouveaux adeptes.

Tour à tour se sont confrontés le dogmatisme et le scepticisme, l'empirisme et le rationalisme, et de manière plus contemporaine l'opposition désormais classique entre les scientifiques et les pseudo-scientifiques. Si la locution « science » est apparue tardivement en matière médicale, les mécanismes rhétoriques demeurent identiques. La technique la plus habituelle consiste à juger le modèle dissident comme crédule en lui en préférant un autre estimé plus congruent. Le nouveau modèle est jugé plus pertinent et au fond plus sérieux. Les preuves collectées ont donc pour fonction de donner un support au modèle. Elles sont les garanties d'une existence solide, capable de résister aux tentatives de déstabilisation. Lorsqu'un nouveau modèle survient, la nouveauté chasse l'ancienneté qui devient parfois abandonnée à la vindicte. Il n'est alors pas rare d'observer une certaine condescendance qui raille la crédulité des personnes qui y adhéraient naguère. On en vient à s'étonner de la béatitude de ceux qui jadis furent séduits par un modèle jugé obsolète sinon grotesque à certains égards.

Si l'on associe par convention la naissance de la médecine à Hippocrate, il y a 2600 ans que les premières oppositions ont vu le jour. C'est à dire dès son origine. Son apparition contemporaine à la philosophie a hérité de conflits déjà présents entre des doctrines. Les frontières disciplinaires n'étaient pas encore réellement établies et offraient une grande perméabilité aux idées philosophiques pour investir le champ de ce qui peinait encore à s'appeler « médecine ». C'est sans surprise que la production des connaissances étaient incluses dans des querelles procédurales où il s'agissait de déterminer quelles étaient les conditions permettant d'établir un véritable savoir.

---

326 CHEVALIER Jacques, « La fin des écoles » in TOUZEIL-DIVINA Mathieu, *Dix mythes du droit public*, Issy-les-Moulineaux, LGDJ, 2019, p.332.

Dans les cités grecques la philosophie (dont la naissance est associée à Thalès[327] au VIème siècle avant notre ère) était aussi envisagée comme une forme de thérapie en se mettant en quête du bonheur. Cela impliquait, pour Épicure par exemple, de véritables choix de vie qui étaient assez semblables aux préceptes médicaux portant sur l'hygiène. Bien que l'on apprenne par l'Iliade et l'Odyssée l'existence de chirurgiens-guerriers ou des formes de médecines plus itinérantes, les modèles médicaux organisés sont principalement issus de deux groupes qui exerçaient respectivement à Cnide et sur l'île de Cos. Des traités de médecine ont commencé à émerger. Ils étaient destinés à synthétiser les connaissances pour éviter les écueils bien connus de la seule transmission orale. Ces collections de preuves ont permis d'assister à l'éveil de théories médicales, elles-mêmes inscrites dans des embryons de modèles auxquels elles étaient étroitement associées. Le document le plus connu est sans doute le *Corpus Hippocraticum* d'où est extrait le serment éponyme (Vème siècle avant notre ère) formulant entre autres la théorie des humeurs[328] bien que celle-ci lui était antérieure (présente chez Pythagore ou Empédocle). De manière générale la doctrine médicale considérait le patient comme une unité indivisible dans une globalité appelée holisme[329], ce qui se retrouve chez Socrate (qui leur était contemporain) par des références employées dans *Phèdre*[330]. Le « holisme » est un principe en vertu duquel le tout excède la somme des parties qui le composent[331]. La médecine antique est alors moniste. C'est-à-dire qu'il est question d'une union

---

[327] DIOGÈNE LAËRCE, *Vie, doctrine et sentences des philosophes illustres*, Tome 2, Paris, Flammarion, 1965.
[328] LE BRETON David, *Anthropologie du corps et modernité*, 7ème éd (1990), Paris, PUF, 2015, p.53.
[329] Le « holisme » consiste à envisager que le rôle de la médecine concerne la personne, en opposition au réductionnisme qui estime que ce rôle doit se cantonner à la pathologie, STEGENGA Jacob, *Care and Cure – An Introduction to Philosophy of Medicine*, Chicago, Chicago University Press, 2018, p.67.
[330] PLATON, *Le banquet – Phèdre*, Paris, Flammarion, 1992, p.182.
[331] MICHEL Johann, *Une histoire personnelle de la philosophie – La fabrique des sciences sociales d'Auguste Comte à Michel Foucault*, Paris, PUF, 2018, p.113.

manifeste entre le corps et l'esprit du patient[332]. Cette idée fut largement partagée jusque chez Lucrèce au Ier siècle avant notre ère[333].

Les preuves fournissent des légitimités aux modèles et ceux-ci se transmettent par compagnonnage. Toutefois, assez rapidement apparaissent des conflits entre le méthodisme qui cherchait à identifier les caractéristiques communes des altérations de santé, l'empirisme qui considérait quant à lui que l'expérience permettait d'aboutir à la connaissance et le rationalisme qui ambitionnait de trouver la cause des maladies par la raison. Ces conflits se sont étalés sur des siècles en ressurgissant à différentes étapes charnières. L'exemple des empiristes et des dogmatiques-rationalistes est une illustration typique de ces conflits entre modèles. L'empirisme (qui par ailleurs pourrait être considéré comme un rationalisme qui ne dit pas son nom), bien qu'issu d'une branche du scepticisme par dérivation, provient de Philinos de Cos (IIIème siècle avant notre ère) qui l'a appliqué au domaine de la médecine. Pour lui la pratique médicale ne devait s'appuyer « que sur l'expérience, sans jamais recourir ni à l'explication par les causes ni à l'étude anatomique »[334]. La difficulté de cette doctrine conférant à la seule expérience la possibilité de constituer un savoir est que les étiologies peinent à se manifester en l'absence d'une structure explicative. S'il est aujourd'hui admis que l'expérimentation est un pilier fondamental de la science moderne exigeant des mises à l'épreuve des théories sur leurs capacités prédictives, les porto-expériences de cette période n'étaient pas en mesure de procurer des connaissances aussi élaborées. À l'inverse, les adeptes du modèle dogmatique-rationaliste procèdent par des extrapolations logiques à partir d'observations en établissant des raisonnements. La force de ce système, qui en constitue également la limite, est de considérer la perception sensible comme un accès partiel et faussé à la connaissance, accordant

---

332 GADAMER Hans-Georg, *Philosophie de la santé*, Paris, Grasset-Mollat, 1998, p.51.

333 LUCRÈCE, *De la nature des choses*, Paris, LGF, 2002, p.42.

334 VEGETTI Mario, *Les savoirs et les sciences dans la cité grecque* in PRADEAU Jean-François (dir.), *Histoire de la philosophie*, *op. cit.*, p.79.

par conséquent une importance prééminente à la raison. Si la philosophie a pu identifier les limites attachées à la perception humaine, une erreur classique consiste à utiliser cet argument pour l'exclure définitivement sans pour autant conserver les accès à la connaissance que celle-ci permet d'obtenir.

En disposant d'un mécanisme qui fournit une explication théorique des pathologies, les preuves médicales ont permis de forger le rationalisme. La solution thérapeutique qui en découle est déduite de cette modélisation. La critique principale qui lui est adressée vient de sa condamnation à errer dans l'univers de la théorie. Ce rationalisme est insouciant de sa concordance expérimentale avec les observations du monde. En revanche, l'empirisme fait appel à l'expérience, bien que ce terme appelant plusieurs significations selon les époques et les doctrines qui lui sont associées. Il permet de connecter des symptômes et des traitements par l'intermédiaire de conjectures de manière indépendante de tout support théorique. La stratégie consiste en trois temps : observer, comparer avec des données issues de la littérature médicale et conclure par l'analogie la plus vraisemblable. Pour les empiristes il est admis que l'accès à la cause des pathologies est impossible[335], que les tentatives de leurs classifications sont vaines[336] et que ces deux aspects ne sont pas nécessaires à l'exercice médical[337]. Les limites de ce modèle évoquent les biais relatifs aux expérimentations qui peuvent être mal réalisées et surtout très mal interprétées. Hippocrate mettait d'ailleurs très tôt en garde contre la « traitrise » de l'expérience.

Le conflit entre empirisme et rationalisme fut largement ravivé autour des XVIIème et XVIIIème siècles. Le modèle de la médecine rationaliste a entre-temps bénéficié de la notoriété des travaux d'André Vésale (1514-1564) et de René Descartes (1596-1650). Le second a fourni à l'organisme une matérialité grâce à des connaissances revues et corrigées par le premier.

---

335 CABANIS Pierre-Jean-Georges, *Du degré de certitude de la médecine*, *op. cit.*, p.52.
336 *Ibid.*, p.38,66,76.
337 *Ibid.*, p.67.

Les preuves qui soutiennent le savoir médical fournissent alors des arguments convaincants. La compréhension rationnelle de l'organisme offrait son fonctionnement apparent. Nul besoin d'expériences quand il suffit de décrire ce qui se présente à l'œil et de cueillir les preuves qui se présentent. L'aisance de sa dimension crédible venait de l'influence de Descartes qui était considérable avec des idées ayant fait date comme le concept de corps-machine instillant une représentation mécaniste de l'organisme, le doute méthodique et surtout le dualisme entre le corps et l'âme. En allant jusqu'à donner une matérialité à l'âme par sa localisation au sein de la glande pinéale, il s'opposait à une lecture moniste où l'âme est infusée dans la totalité du corps comme cela était entendu chez Hippocrate, Galien, chez maints penseurs gréco-romains, mais aussi chez des philosophes qui lui étaient contemporains comme Spinoza. La preuve matérielle était robuste face à des extrapolations considérées trop fantasques. Elle crédibilisait la puissance des théories médicales. La méthode cartésienne considérant uniquement les éléments les plus probants à partir du *Cogito* s'en trouvait renforcée. Le grand projet du rationalisme consistait en effet à mettre en valeur les atouts de la raison la rendant capable d'organiser la pensée. Il rejetait ainsi la trop grande confiance attribuée aux perceptions sensibles qui étaient à l'ouvrage dans l'empirisme trop étroit.

Quelques dissidences se sont toutefois manifestées face à la montée du mécanisme cartésien qui inspirait les modèles médicaux notamment avec Cabanis (1757-1808). Pour lui, l'empirisme consistait à accéder aux phénomènes grâce à la perception par l'intermédiaire des sens, poursuivant la doctrine « sensualiste » de Condillac[338]. Cabanis était fidèle à l'idée d'un empirisme médical selon lequel les causes des phénomènes, leur essence, ne sont pas accessibles. Il rejetait par cette posture la nécessité d'élaborer des théories cherchant à en expliquer l'origine. En médecine, il estimait qu'il était possible d'être performant en dépit de la connaissance des causes premières

---

338 CONDILLAC Étienne Bonnot, *Essai sur l'origine des connaissances humaines*, 1746.

des pathologies. Ce relativisme fut partagé par la doctrine anglo-saxonne et française. Alors que John Locke (1632-1704) et Thomas Sydenham (1624-1689) ont initiés le courant néohippocratique exigeant des examens cliniques minutieux, la doctrine vitaliste fera florès en France au XVIIIème siècle avec l'École de Montpellier dont les représentants étaient, parmi les plus notables, Théophile de Bordeu et Paul-Joseph Barthez. Pour Barthez, la médecine ne permettait pas de se structurer avec des « vérités démontrables » mais au contraire par des « vérités de sentiment »[339] qui font appel à une certaine intuition, laquelle leur confère une valeur d'évidence. Cette idée permet d'admettre le concept nommé « principe vital ». Ce dernier se distinguait de la matérialité de l'organisme jusqu'alors considérée comme la seule référence sérieuse. Le vitalisme était présenté comme hautement probable mais non démontrable, considérant qu'il existe quelque chose dans la vie qui lui donne des propriétés particulières. Cette opposition du XVIIIème siècle ne s'est toutefois pas éteinte en trouvant un certain écho chez Georges Canguilhem au XXème siècle décrivant une tension entre le rejet d'un vitalisme métaphysique et l'originalité de la vie[340]. Des philosophes se sont également interrogés sur la meilleure façon de subsumer un ensemble de doctrines non-réductionnistes en l'ayant d'abord qualifié « d'organiciste ». Le but était de se détacher d'une démarche non-matérialiste[341] avant de revenir à l'emploi du terme vitalisme qui est pourtant associé à un contingent métaphysique particulièrement lourd. Au XXIème siècle certaines réflexions suggèrent de fragmenter le vitalisme en deux entités : un vitalisme « substance » qui relèverait de la métaphysique et un vitalisme « fonctionnel » qui serait davantage compatible avec

339 BARTHEZ Paul-Joseph, *Nouveaux éléments de la science de l'homme*, 3ème éd, Montpellier, Martel aîné, 1778, p.12.

340 WOLFE Charles et *al.*, « What Kind of Vitalism in The Normal and The Pathological? » in MÉTHOT Pierre-Olivier, *Vital Norms : Canguilhem's* The Normal and the Pathological *in the Twenty-First Century, Paris, Hermann*, 2021, p.226

341 GILBERT Scott, SARKAR Sahotra, « Embracing Complexity : Organicism for the 21st Century », Developmental Dynamics, n°219, 2000.

les sciences médicales[342], ou encore un vitalisme philosophique et un vitalisme scientifique[343].

Pour en revenir aux preuves ayant façonnées le modèle empirique, il est possible de dire qu'elles ont également permis d'aboutir à des nuances. Tout empiriste qu'il fut, l'anglais Francis Bacon (1521-1626) établit une différence entre l'expérience ordinaire, considérée comme subjective, et l'expérience ordonnée se basant sur des investigations et respectant une certaine méthode qui cherche à obtenir des résultats plus intéressants. Il insistait d'ailleurs sur le fait que l'expérimentateur devait chercher à se départir de préjugés nuisibles à sa réalisation. Il attirait l'attention sur le poids des traditions, de la cognition humaine, des représentations sociales et du langage. Le médecin soucieux de comprendre ce qui s'offre à lui se devait de préférer l'*interprétatio naturae* (l'observation brute de la nature) à l'*anticipatio mentis* (les jugements par anticipation)[344]. Le développement de l'empirisme médical s'est par la suite distingué avec des « vraies expériences » s'opposant à des « pseudo-expériences » en Italie avec Bernardino Ramazzini en 1712. Le médecin français Francis Clifton proposait quant à lui une méthode en 1732 pour s'extirper des situations cliniques menant à des impasses. La première étape était de « prendre conscience de son ignorance thérapeutique et l'accepter » suivie d'une seconde pour essayer de « surmonter de manière systématique cette ignorance »[345] en se reposant sur des preuves plus pertinentes. De nouvelles thérapeutiques furent testées en provenance de l'étranger tel que la Quinine (contenue dans l'écorce péruvienne), ainsi que dans le domaine de la chirurgie

---

342 NORMANDIN Sebastian, WOLFE Charles, *Vitalism and the Scientific Image in Post-Enlightenment Life Science, 1800-2010*, Springer Netherlands, 2013.

343 WOLFE Charles et *al.*, « What Kind of Vitalism in The Normal and The Pathological? », *art. cit.* p.229.

344 BACON Francis, *Novum Organum*, trad. Malherbe et Pousseur, Paris, PUF, 1986.

345 TRÖHLER Ulrich, *Surmonter l'ignorance thérapeutique : un voyage à travers trois siècles* in FAGOT-LARGEAULT Anne (dir.), *L'émergence de la médecine scientifique*, *op. cit.*, p.39.

en discutant de l'intérêt de réaliser des amputations immédiates, ou après le respect d'un certain délai, pour comparer leurs performances respectives. Les empiristes soucieux de la validité de leurs expérimentations ont déployé de nombreux efforts pour contourner la place de l'imagination ou de la suggestion altérant la valeur de l'évaluation de l'effectivité d'un traitement médical. Une initiative britannique de James Lind permit de comprendre les limites de l'empirisme conduisant à des résultats erronés par la mésestimation de certains paramètres expérimentaux. Son étude fut réalisée en 1747 sur un bateau[346]. Il souhaitait tester la fiabilité d'un traitement médical sur le Scorbut. Douze matelots furent choisis aussi semblables que possible et affectés par pairs. Six traitements habituellement donnés en de pareilles circonstances furent distribués. Seule la paire de matelots ayant reçu deux oranges et un citron quotidiennement présentèrent des signes d'amélioration de leur état de santé au bout d'une semaine. Le traité de Lind présentait une réflexion nouvelle puisqu'elle insistait sur le contexte de réalisation de l'expérience. Par la vigilance portée aux paramètres expérimentaux, il soulignait une des limites d'un empirisme peu précautionneux. La preuve médicale soutenant ce modèle tenait compte de la sensibilité de plusieurs paramètres pour accroître la fiabilité de l'expérience.

Les modèles empiristes et rationalistes possèdent donc leurs propres caractéristiques depuis leurs origines. Leurs adeptes se scrutaient avec une certaine défiance. Pourtant, en dépit de leurs oppositions, l'évolution de la médecine semble avoir autorisé certains rapprochements entre ces modèles. L'accumulation de données en matière médicale a abouti à une collecte d'informations autorisant une certaine mathématisation de la preuve. Des règles statistiques se substituaient aux jugements médicaux et par conséquent amenuisaient l'autorité des médecins. La capitalisation de données a amené à des discussions sur la valeur de la preuve médicale à la lumière de ces recherches. Un passage de l'ouvrage de William Black

[346] LIND James, *A Treatise on the Scurvy*, 2nd éd., Londres, Millar, 1750, p.149-152.

(1789) est à cet égard tout à fait révélateur : « Quel tribunal peut décider de ce qui est vrai, dans ce heurt d'affirmations et de conjectures contradictoires ? Sur quels indices les médecins, dans leur errance, peuvent-ils se fonder pour trouver leur route dans le labyrinthe du diagnostic et de la thérapeutique, sinon en tenant le fil de l'arithmétique médicale et des nombres ? [...] bien qu'il n'indique peut-être pas le meilleur moyen de guérison qu'on puisse inventer, permettra au moins de déterminer, par comparaison, le meilleur qui a été découvert jusqu'ici, ou qui est en usage »[347]. Il est possible de percevoir dans ce propos de la fin du XVIIIème siècle tout le poids d'un embarras encore contemporain de l'épistémologie des sciences médicales. Hanté par la sensation de voguer dans une relative incertitude, la preuve en proie au doute déjouait la sérénité des modèles médicaux.

L'apparition du positivisme avec Auguste Comte (1798-1857) a contribué au virage moderne des sciences médicales en faisant apparaître une opposition de nouvelle nature. Comte a créé une philosophie des sciences qui est en même temps une théorie de la connaissance. Il propose de réunir l'empirisme et le rationalisme dans une association féconde. La preuve satisfaisante allait au-delà d'un laborieux stockage de constats duquel procédait l'empirisme isolé. De la même manière, le rationalisme sans expérience ne peut se présenter résolument que sous la forme d'un savoir trop théorique. Il y avait dans l'état positif des connaissances l'idée qu'il fallait s'attarder sur l'étude des preuves provenant de répétitions identiques des phénomènes dont il était possible de se saisir par la raison en les observant et en établissant des lois[348]. Détecter des lois en lien avec les connaissances précédentes permettait d'allier une découverte avec son explication correspondante. Pour la médecine, les preuves de qualité étaient la garantie d'obtenir un véritable savoir. L'opposition de modèle se situait entre les individus adoptant une démarche estimée intellectuellement

---

[347] BLACK William, *An Arithmetical and Medical Analysis of the Diseases and the Mortality of the Human Species*, 2ème éd., Paris, Broché, (1789) 2010, p.7 et 8.
[348] COMTE Auguste, *Philosophie des sciences*, Paris, Gallimard, 1996, p.53.

cohérente et les autres, considérés comme moins regardants et, par conséquent, moins estimables.

C'est à la lumière de la cohabitation favorable du positivisme et du recours de plus en plus fréquent aux outils mathématiques au XIXème siècle, que Pierre-Charles Alexandre Louis encouragea le développement de la « méthode numérique »[349]. De manière prévisible des débats passionnés s'en suivirent aux Académies royales des sciences et de la médecine quant à la place à accorder aux statistiques. Il est intéressant d'observer que les arguments soulevés étaient les mêmes que ceux énoncés dans le livre de James Lind (en 1750) au sujet d'un empirisme trop subjectif, et en somme un peu naïf, qui ne tenait pas compte des nombreux biais qui auraient pour principale fonction de servir les intérêts des auteurs des expériences. Claude Bernard s'est tout bonnement inscrit dans la continuité de cette dynamique par la nécessité qu'il appelle de ses vœux de mettre à l'épreuve des connaissances inclue dans des théories, elles-mêmes validées par des raisonnements hypothético-déductifs. Cette confrontation passe par l'introduction des logiques analytiques issues de la méthode expérimentale des sciences modernes[350].

2 Une opposition actuelle entre artificiel et authentique

Les restructurations permanentes des représentations du monde viennent principalement des innovations technologiques qui permettent d'objectiver la matérialité des théories médicales. Ce qui créé une transition entre la faiblesse fondée sur l'interprétation de simples ressemblances et la force d'une « science universelle de l'ordre de la mesure »[351]. La science moderne déploie des trésors de contorsions intellectuelles en

[349] MATTHEWS Rosser, *Quantification ans de Quest for Medical Certainty*, Princeton, Princeton University Press, 1995, p.62.
[350] BERNARD Claude, *Introduction à l'étude de la médecine expérimentale*, *op. cit.*, p.33.
[351] DESCOLA Philippe, *Par-delà nature et culture*, Paris, Gallimard, 2005, p.132.

faisant rivaliser d'ingéniosité les chercheurs pour parvenir à une conception de la preuve la plus pure possible. C'est sans doute également aussi ce qui en constitue paradoxalement la limite puisque ces exigences flirtent parfois avec un certain scientisme. Elles rendent la preuve tellement pure que celle-ci s'égare et perd parfois son contact avec le monde. En un mot elle devient idéelle. L'univers est alors envisagé avec une cosmologie qui s'attache à des techniques essayant de se soustraire le plus possible à la vie ordinaire. Or, il faut bien reconnaitre que l'ordinaire est authentique et que l'épuré est artificiel.

Mettre en exergue ce constat ne doit pas faire oublier que c'est grâce aux efforts sans cesse renouvelés des sciences médicales qu'ont pu être dégagées des connaissances importantes pour caractériser les « lois » de la nature. Cette formidable aubaine a notamment permis d'appréhender le fonctionnement de l'organisme. De cette stimulation sont nés l'insuline et l'imagerie qui sont des véritables emblèmes de la médecine moderne. Si ces avancées sont difficilement contestables, les méthodes thérapeutiques ne présentent pas toutes des résultats aussi remarquables. En l'absence d'une effectivité très évidente il fallait bien déterminer des gages justifiant d'y recourir. La sophistication était telle qu'il a même fallu introduire la méthode du double aveugle qui cherche à minimiser les effets de l'imagination[352] dont on discerne de plus en plus les limites[353]. Au XIXème siècle des discussions éthiques ont d'ailleurs vu le jour puisque le rôle des soignants ne consistait plus uniquement en la réalisation de soins. L'aspiration initiale du médecin s'est retrouvée bouleversée par la modification de ses missions. À Paris, des discussions eurent lieu au sujet de l'importance des statistiques. Elles n'étaient

---

[352] HAYGARTH John, *One the Imagination as a Cause and as a Cure of the Disorders of the Body*, Bath et Londres, Crutwell et Cadell, 1800.

[353] KAPTCHUK Ted Jack, « The Double-Blind, Randomised, Placebo-Controlled Trial : Gold Standard or Golden Calf ? », Journal of Clinical Epidemiology, 54, 2001; JUSTMAN Stewart, « Placebos: The lie that comes true », Journal of Medical Ethics, 2013; MARCHANT Jo, « Placebos: Honest Faker », Nature, 535, 2016.

admises que pour la prévention, l'épidémiologie et l'hygiène[354]. Pour le reste, certains praticiens comme Armand Trousseau sont allés jusqu'à considérer qu'elles étaient susceptibles de tuer l'intelligence.

Les preuves à l'origine des modèles médicaux dépendent donc d'une certaine façon d'arguments permettant de discuter du caractère artificiel de l'exploitation de l'organisme par des chiffres. L'un d'entre eux concerne les interprétations qui peuvent être tirées des outils mathématiques. Sa principale limite réside dans le fait qu'un essai clinique se focalise sur l'effectivité théorique et non l'effectivité réelle d'une option thérapeutique. Il est difficile de concilier ces deux impératifs. Un véritable hiatus existe entre la performance thérapeutique obtenue par le calcul en laboratoire et la prise en charge véritable. Deux raisons permettent de l'expliquer. La première concerne le caractère normatif des essais cliniques, là où la prise en charge personnalisée s'oppose à toute généralisation puisque l'individu « standard » est un idéal théorique qui n'existe pas dans la société. Il s'agit du Mr. Toutlemonde aussi appelé l'individu moyen, la personne lambda, le patient X. La seconde raison est que la représentativité des essais cliniques présente des groupes de patients qui ne correspondent plus du tout aux conditions réelles d'existence des personnes qui ont des comportements plus imprévisibles, plus anarchiques. C'est ce qui résulte de la volonté de limiter les facteurs de confusion. Les analyses épidémiologiques sont à cet égard plus authentiques puisqu'elles attestent du comportement des individus soumis à un environnement réel et non artificiel. Cette volonté de purification correspond à un formidable objectif mathématique qui gomme dans le même temps toute trace d'humanité. Elle permet d'élaborer des diagnostics ou d'évaluer un traitement médical par des modélisations dont on est pratiquement certain qu'elles ne se produiront jamais dans la vie courante. Ce paradoxe présente un résultat si pur qu'il s'égare avec des outils qui l'ont décorrélé du monde réel. C'est

---

354 TRÖHLER Ulrich, *Surmonter l'ignorance thérapeutique : un voyage à travers trois siècles* in FAGOT-LARGEAULT Anne (dir.), *L'émergence de la médecine scientifique*, *op. cit.*, p.45.

ce sentiment qu'expriment parfois les professionnels en indiquant que les études « ne pourraient en aucun cas constituer la référence ultime de l'action, ce que les défenseurs de l'EBM admettent d'ailleurs »[355]. S'ils sont souvent prêts à admettre les limites de leur expertise, s'abandonner à l'autorité de données allant à l'encontre des pratiques régulières n'est pas aussi facile à accepter. On notera à cet égard les revendications belliqueuses des médecins sur ce sujet ou encore le fait que des prescriptions hors AMM existent. Tout est prévu pour que cette éventualité n'ait pas de raison de survenir, pourtant elles sont estimées entre 15% et 20% de la totalité des prescriptions[356].

Un autre argument concerne le mécanisme de seuil. Dans un essai clinique aucune méthode ne permet avec une totale certitude de démontrer l'effectivité d'un traitement. C'est pour résoudre cette difficulté qu'il a fallu recourir à la détermination de seuils. Il n'y a que si les résultats sont en-deçà du seuil que l'on estimera que l'effectivité est avérée. Cette convention a été instaurée par Ronald Fisher en 1925 en faisant de 1% et 5% les normes des références institutionnelles[357]. Si la *probability value* : p est inférieure à 0.05 (seuil conventionnel), l'hypothèse nulle (H_0) est rejetée. Dans le cas contraire il est permis de dire qu'une différence significative existe entre les groupes. Par conséquent le traitement testé est considéré comme performant. La présomption de significativité face à H_0 est considérée très forte si $p \leq 0.01$ et forte si $0.01 < p \leq 0.05$. Au-delà de $p \leq 0,05$ elle est considérée comme inexistante. Fisher aurait pu bien entendu décider d'un autre chiffre (3% ou même 6,74%) puisque ce 5% n'est pas le fruit d'un calcul savant mais d'une simple décision. Si ce chiffre avait été différent la médecine aurait eu un tout autre visage puisque davantage de traitements

[355] BIZOUARN Philippe, « Evidence-Based Medicine : méthodes et critiques », Annales françaises d'anesthésie et de réanimation, vol 26, 2007, p.334-343.

[356] Ces chiffres sont respectivement issus du Conseil de l'Ordre départemental des médecins du Val de Marne, 05/07/2020 et du Rapport de l'Académie de médecine « Les prescriptions médicamenteuses hors AMM en France – Une clarification est indispensable », 21/04/2018.

[357] FISHER Ronald Aylmer, *Statistical Methods for Research Workers*, (1925), 12th ed, Edinburgh, Oliver and Boyd, 1954.

auraient bénéficié d'une validation. Ils auraient admis comme prouvés au sein de la communauté. Actuellement un essai clinique comparant un traitement à autre chose avec un résultat avec $p = 0.06$ ne permet pas de conclure que le traitement est médicalement prouvé, contrairement à un autre avec une $p = 0.04$. D'ailleurs, si les deux études sont réalisées sur une population numériquement relativement identique, la réalité perceptible de la différence entre les deux options thérapeutiques sera extrêmement ténue. Dans la pratique, ces groupes seront même quasiment similaires et la nuance sera insignifiante pour une appréciation humaine dépourvue d'outils mathématiques. Ces méthodes créent les conditions pour que l'appréciation soit simple, c'est-à-dire binaire. Il s'agit de créer une situation où on observera une différence ou une absence de différence. Toutefois, les résultats obtenus ne peuvent esquisser le caractère complexe de l'analyse statistique qui ne se destine pas à une exploitation « manichéenne qui ne tranche qu'en oui ou non »[358].

Il convient ici de rappeler que les preuves qui conditionnent les modèles médiaux sont la plupart du temps elles-mêmes déterminées par des modèles mathématiques. À ce propos un véritable conflit épistémologique a eu lieu entre d'un côté Fisher et de l'autre Neyman et Pearson. L'origine de leur discordance provient de la solution proposée pour répondre à la question de la différence entre deux groupes observés. Leur controverse se focalise précisément sur ce que l'on entend par le concept de preuve[359]. En effet, pour Pearson et Neyman, l'hypothèse H_1, c'est-à-dire celle qui indique qu'il existe une différence statistiquement significative entre les groupes A et B ne peut être admise en fonction d'un seuil, contrairement à ce que propose Fisher. L'hypothèse alternative (H_1) regroupe de multiples situations où $p(A) - p(B) = \Delta$, et Δ est différent de 0. Pour eux l'hypothèse H_1 peut être admise en fonction d'un compromis qui consiste à l'accepter à certaines conditions

---

358 FALISSARD Bruno, *Comprendre et utiliser les statistiques dans les sciences de la vie*, 3ème éd, Paris, Masson, 2005, p.66.
359 LEMOINE Maël, *Introduction à la philosophie des sciences médicales*, *op. cit.*, p.103.

correspondant à l'identification de deux erreurs possibles. L'erreur de type 1 est la probabilité de rejeter H_0 lorsqu'elle est vraie. L'erreur de type 2 est de conserver H_0 alors qu'elle est fausse. C'est à dire qu'en réalité ces deux erreurs en reviennent strictement à la même chose mais par le truchement de deux approches aux propriétés différentes. Pour Pearson, une hypothèse que l'on peut appliquer au domaine thérapeutique ne peut être prouvée que si elle se tient à égale distance des erreurs de type 1 et 2. En somme, Fisher ne tient pas compte des erreurs de type 1 et 2 et Pearson ne tient pas compte de la notion de seuil. Les conventions de la détermination de la preuve pourraient être différentes et pousseraient à reconsidérer la valeur d'un traitement médical selon qu'il serait évalué à l'aune d'une méthode ou d'une autre. À l'usage, la convention consiste la plupart du temps à se focaliser sur le seuil de Fisher, bien qu'il ait été déterminé arbitrairement. C'est pour cette raison que la preuve médicale s'enracine dans des outils relativement abstraits et perd de vue qu'ils ne consistent qu'en des méthodes destinées à résoudre des difficultés posées par le monde. C'est aussi pourquoi, compte tenu de cette explication, il est délicat de les utiliser de manière catégorique en ayant un usage autoritaire et dichotomique opposant les traitements prouvés aux traitements non prouvés, quand la sensibilité de ces outils s'exprime par une prudence méticuleuse à chaque instant dans les démonstrations de leurs inventeurs. Cette délicatesse devrait inviter à considérer avec plus de vigilance l'exploitation de ces modèles qui proposent des outils souvent employés à titre péremptoire.

Un autre argument repose sur une interrogation qui est plus délicate. De l'aveu de beaucoup, la lecture matérialiste inhibe les représentations cosmologiques. Pour le dire autrement, l'attachement à la preuve matérielle nuit à l'imagination de ce que pourrait être une maladie et les solutions permettant d'y remédier. Cette orientation bloquerait la pensée par son confinement excessif. Or, cette imagination conditionne les modèles médicaux. Par conséquent brider l'imagination influence structurellement la façon d'envisager la société. Pour Hans Jonas, la recherche effrénée des propriétés universelles du monde aboutie au nihilisme contemporain procédant du divorce entre l'humain et le cosmos, n'offrant aucune issue de réconciliation[360]. L'univers serait mécanique et aveugle. Cette idée ne serait pas le fruit du détachement des doctrines religieuses mais des conséquences de ce détachement. Pour Husserl la rationalité occidentale s'est transformée en objectivisme du fait de la position dominante des sciences[361]. Ne masquant pas son scepticisme vis-à-vis de l'emprise du positivisme, celui-ci est rejoint pas Heidegger pour qui l'objectivation permet la figuration du monde et non du réel, contrairement à ce qui est parfois allégué[362]. Avant eux, Nietzsche avait alerté sur les dangers de la considération hyperbolique de la raison à de nombreuses reprises ayant abouti à une lecture nihiliste du monde. La valeur de la preuve médicale pourrait pourtant être revisitée à la seule condition (qui n'est pas des moindres) de prendre ses distances avec le matérialisme. Son lien avec la preuve médicale est tellement ancré dans une généalogie ancienne qu'il ne peut être aux yeux de tous que nécessairement justifié, fondé, légitime et de ce fait incontestable. Une démarcation franche est advenue au XVIème siècle avec Vésale qui fut annonciateur d'une anthropologie rompue entre l'humain et le cosmos. Malgré son impact sur la licéité des impératifs mécanistes, l'apparition de cette doctrine est surtout à mettre sur le compte de Descartes[363]. L'image de l'animal-machine (idée ayant fait flores), fût maintes fois reprise notamment au XIXème siècle par Claude Bernard pour qui l'organisme « n'est qu'une machine vivante »[364]. Descartes a également introduit le dualisme corps/âme qui est un héritage culturel parfois considéré comme pesant[365]. Entre temps,

---

360 JONAS Hans, *Le phénomène de la vie*, Bruxelles, De Boeck, 2001, p.237.

361 HUSSERL Edmund, *La crise des sciences européennes et la phénoménologie transcendantale*, Paris, Gallimard, 1976, p.10.

362 HEIDEGGER Martin, *Chemins qui ne mènent nulle part*, Paris, Gallimard, 1962, p.266.

363 DESCARTES René, *Méditations métaphysiques*, Paris, PUF, (1641)1970, p.227.

364 BERNARD Claude, *Introduction à l'étude de la médecine expérimentale*, *op. cit.*, p.147.

365 LE BRETON David, *Anthropologie du corps et modernité*, *op. cit.*, p.13.

Auguste Comte (1798-1857) qui fut à l'origine du positivisme accentua encore la nécessité incontournable de se référer au matérialisme. Il convient de clarifier l'emploi de ce terme. En effet, « le sens usuel du terme matérialiste concourt à le rendre suspect »[366]. Dans le sens commun, il arrive que « matérialiste » arbore un côté péjoratif associé à l'affection pour l'argent ou aux objets et éventuellement la débauche troublant les exigences de sa définition. S'il ne fallait en retenir que quelques-unes il serait possible d'énoncer qu'il consiste en une lecture philosophique qui est « la condition de possibilité de toute connaissance objective. Posant la matière comme existence première et source de toutes les catégories des phénomènes »[367]. Ce qui implique le fait que pour de nombreux auteurs il soit nécessairement moniste. C'est-à-dire que « le matérialisme est donc la doctrine ontologique stipulant que les entités constitutives du monde sont matérielles, autrement dit qu'il n'existe pas d'entités immatérielles en tant que constituants »[368]. Tant et si bien que depuis, le progrès médical est considéré comme un progrès à condition qu'il le soit au sens « positiviste »[369], ou pour être plus exact « néopositiviste »[370] depuis le Manifeste du Cercle de vienne en 1929 intitulé : *La conception scientifique du monde*. Les méthodes d'évaluation ont été créées pour les produits industriels de santé dont le caractère matériel n'est pas à démontrer. Pour le reste, la recherche d'indices à travers des images ou des valeurs biologiques permet de fournir une représentation de l'organisme et de son fonctionnement. La réalité est donc nécessairement considérée comme une réalité matérielle. L'efficacité ou

---

366 SILBERSTEIN Marc (dir.), *Matériaux philosophiques et scientifiques pour un matérialisme contemporain*, Paris, Matériologiques, (2013) 2020, p.6.

367 TORT Patrick, *Le matérialisme – Qu'est-ce que le matérialisme ?*, Paris, Belin, 2016, p.12.

368 SILBERSTEIN Marc (dir.), *Matériaux philosophiques et scientifiques pour un matérialisme contemporain*, *op. cit.*, p.7.

369 MONNAIS Laurence, *Médecine(s) et santé – Une petite histoire globale 19e et 20e siècles*, Montréal, Presses Universitaires de Montréal, 2016, p.39.

370 SILBERSTEIN Marc (dir.), *Matériaux philosophiques et scientifiques pour un matérialisme contemporain*, *op. cit.*, p.74.

l'effectivité en tant que telles sont appréhendées à l'aune de ces considérations. Ainsi, tout ce qui ne constitue pas une preuve matérielle n'existe pas. En tout cas, par principe, tout ce qui n'est pas matériel semble minoré. Au XIXème siècle, la pratique des saignées, le recours à alcool et à l'opium en tant qu'arsenal thérapeutique n'étant pas satisfaisant, un foisonnement de pratiques telles que l'homéopathie, l'ostéopathie, la chiropraxie et bien d'autres ont connu des succès divers[371]. Pensant que le positivisme allait « enfin » débarrasser les sciences de la métaphysique, le continent américain a en effet accueilli un grand nombre de modèles médicaux. Le tropisme positiviste a cherché à objectiver tantôt des subluxations pour les chiropraticiens, tantôt des lésions (devenues dysfonctions) pour les ostéopathes, tantôt des obstructions énergétiques dans la médecine traditionnelle chinoise. Bien que cette dernière soit plus ancienne, elle semble encore échouer à se traduire dans une représentation matérialiste[372]. La médecine psychiatrique du XXIème siècle présente également des difficultés importantes puisqu'elle repose très majoritairement sur des évaluations cliniques, c'est-à-dire non-nécessairement objectivables par la biologie ou l'image.

Le matérialisme puise sa légitimité dans l'idée que ce dont on peut se saisir fournit une consistance objective et aisément partageable. Pour aussi séduisante qu'elle soit, elle ne peut faire oublier que les modèles médicaux reposent surtout sur une rationalité pratique. Ils procèdent souvent par des interprétations confuses d'indices. Ils utilisent des probabilités conditionnelles qui aboutissent, sans surprise, à des raisonnements basés sur des incertitudes. Précautionneusement, la pratique médicale chemine à tâtons et décide avec le patient

---

[371] GEVITZ Norman, *The DO's - Osteopathic medicine in america*, 2nd éd., Baltimore, The Johns Hopkins University Press, 1982.

[372] BARRY Caroline et *al.*, « Evaluation de l'efficacité et de la sécurité de l'acupuncture », Expertise scientifique réalisée par l'unité Inserm U669 à la demande du Ministère de la Santé (DGS), 2014, p.54 ; ZHANG George Shengxi et *al.*, « Systematic review of acupuncture placebo devices with a focus on the credibility of blinding of healthy participants and/or acupuncturists », Acupuncture in Medicine, vol 36, 2018.

de ce qui est acceptable. Il s'agit surtout d'aboutir à un « principe de raison suffisante »[373] à travers l'*evidence-based medicine* et l'*evidence-based practice*. La pratique médicale est nourrie par divers outils dont la majorité sont nomologiques. Ils cherchent à établir des lois universelles. Pourtant, pour les obtenir il faut parfois aussi écarter ce qui pourrait contrarier leurs conditions de stabilité. Tel est le cas du sujet pensant en médecine. C'est la raison pour laquelle il est souvent tenu à distance. Cette dissimulation vient du fait que les progrès contemporains de la médecine sont issus de la biologie, raison pour laquelle la preuve médicale s'est véhiculée plus aisément grâce à un support matériel. Il faudrait désormais déployer beaucoup d'efforts pour sortir de la logique consistant à réduire médecine à un choix binaire : prouvé ou non prouvé. La preuve contemporaine n'est ni véritablement vraie, ni véritablement fausse, puisqu'elle lie son existence à des normes. Elle se construit par des éléments qui n'ont pour seule fonction que de faciliter le recours à la dichotomie. Or, ces outils ne permettent pas véritablement d'aboutir à un choix dichotomique. C'est ce qui a fait écrire à Philippe Descola que les illusions de l'objectivation du réel sont des « émouvants témoignages d'une prise de conscience encore imparfaite des régularités du monde physique et de l'ambition d'exercer sur lui un contrôle mieux assuré »[374]. D'où le faible intérêt pour l'évaluation du patient dans son ressenti et de tout autre élément n'entrant pas dans cette procédure de fabrication de choses saisissables au profit d'une recherche de critères considérés comme objectifs. La preuve médicale procède donc du positivisme par une présentation dualiste lui donnant la part belle. Elle oppose d'un côté un ancrage indiscutable dans le monde avec sa matérialité et d'un autre un galimatias idéologique mobilisant des éléments flous ne pouvant relever dans le meilleur des cas que de la métaphysique, accompagnée de toutes les péjorations que l'on imagine.

---

373 BUSINO Giovanni, « La preuve dans les sciences sociales », Revue européenne des sciences sociales, 2003.

374 DESCOLA Philippe, *Par-delà nature et culture*, *op. cit.*, p.157.

Les preuves façonnant les modèles médicaux se lient donc à l'organisation de la société. La façon par laquelle celle-ci s'exprime est d'une importance primordiale, puisque le sens qu'elle produit appréhende le monde en lui donnant une signification sous un certain jour. Karl Popper l'exprimait par l'idée que « ce ne sont pas les propriétés du monde qui déterminent cette construction, c'est au contraire la construction qui détermine les propriétés du monde »[375]. Leur influence sur la société peut même être en mesure d'orienter à son tour les découvertes. Maurice Merleau-Ponty indiquait à cet égard que « ce ne sont pas les découvertes scientifiques qui ont provoqué le changement de l'idée de Nature. C'est le changement de l'idée de Nature qui a permis ces découvertes »[376]. Aussi, il faut être conscient que l'aspiration à l'objectivité, parce qu'elle nie les ressorts de la pensée, échoue à inclure ces mécanismes dans sa démarche. L'illusion de cette accessibilité est entretenue avec une véhémence faisant oublier la présence de ses artifices encombrés de présupposés scientistes. Il faut ajouter que l'œil du scientifique est lui aussi nimbé des prismes culturels dans lesquels il analyse, tel un héritage auquel il ne peut se soustraire. Si l'histoire des idées n'est pas toujours superposable à l'histoire des sciences, puisque les chercheurs mènent une existence dans un milieu non exclusivement scientifique[377], l'histoire des sciences ne peut s'exonérer d'investiguer l'histoire des idées.

Initialement chez les grecs, les humains faisaient partie de la nature et leur destinée n'était pas dissociée du cosmos[378]. Cette dissociation leur est à la fois antérieure et postérieure. Antérieure dans le sens où cette idée n'était pas nouvelle, postérieure puisqu'à l'aune du christianisme l'humain et l'univers sont devenus les effets d'une création divine déconnectant par une certaine lecture l'humain du cosmos.

---

[375] POPPER Karl, *La logique de la découverte scientifique*, *op. cit.*, p.77.

[376] MERLEAU-PONTY Maurice, *La nature. Notes et cours au Collège de France*, Paris, Seuil, 1994, p.25.

[377] CANGUILHEM Georges, *Le normal et le pathologique*, Paris, 12 ed, PUF, (1966) 2015, p.20.

[378] DESCOLA Philippe, *Par-delà nature et culture*, *op. cit.*, p.128.

Hippocrate comme Galien étaient habités par une représentation holistique de la médecine où l'existence humaine était incluse dans le cosmos[379]. En somme, le corps n'était pas considéré comme une frontière rigoureuse entre l'individu et le monde extérieur. Ce qui ne semble pas même remis en cause par Claude Bernard au XIXème siècle pour qui l'organisme et le « milieu cosmique » sont consubstantiels[380]. David Le Breton explique que « dans les sociétés de type communautaire, à composante holiste, où la signification de l'existence humaine marque une subordination relative au groupe, au cosmos, le corps en principe n'existe pas comme frontière »[381]. La conception moniste amène à des interrogations en se demandant comment l'apparition d'un trouble met l'individu en porte à faux par rapport à son environnement. Une preuve médicale dans un univers moniste doit répondre à des contraintes qui divergent de celles d'un paradigme positiviste à la recherche d'éléments matériels. Ces deux modèles aboutissent à une société fort différente. Rien que la douleur invite à s'interroger entre une médecine du corps et une médecine de la personne. La première procède du matérialisme s'intéressant à des paramètres biologiques. La seconde est une conception anthropologique de la douleur[382] où le rapport entre l'individu et le cosmos peut davantage être envisagé[383].

Étant donné que la preuve matérielle appartient au paradigme actuel, elle bénéficie d'un long travail d'intériorisation. Les réserves à son encontre se manifestent par conséquent avec prudence. S'opposer au matérialisme, c'est-à-dire à ce que l'on entend par l'objectivation du réel, semble relever d'une préfiguration malhabile, ou encore procéder avec

---

379 MONNAIS Laurence, *Médecine(s) et santé – Une petite histoire globale 19e et 20e siècles*, Montréal, Presses Universitaires de Montréal, 2016, p.29.

380 BERNARD Claude, *Introduction à l'étude de la médecine expérimentale*, *op. cit.*, p.145.

381 LE BRETON David, *Anthropologie du corps et modernité*, *op. cit.*, p.35.

382 ZBOROWSKI Mark, « Cultural Components in Responses to Pain », Journal of Social Issues, n°8, 1952.

383 LE BRETON David, *Réflexions sur la médicalisation de la douleur* in AÏACH Pierre, DELANOË Daniel (dir.), *L'ère de la médicalisation – Ecce homo sanitas*, *op. cit.*, p.173.

une « logique tronquée » par l'intermédiaire de certaines « inférences indues » ou de « projections excessives »[384]. Ces critiques sont souvent vilipendées au motif qu'elles appartiendraient à des réflexions à un stade embryonnaire, ne pouvant indiquer que superstition ou nostalgie d'une période naïve où la véritable science n'avait pas encore le droit de cité. La preuve médicale pourrait pourtant trouver un nouveau souffle avec les propositions incluant l'humanité dans une certaine continuité avec son environnement. Par exemple, dans de nombreux endroits de la planète les humains ne sont pas absolument distingués des non-humains. La notion de frontière entre les deux trouve aujourd'hui un nouveau souffle à travers l'antispécisme[385]. Elle se présente comme une philosophie morale considérant que ce n'est pas parce que les animaux ont été pensés en termes d'espèces que cette taxinomie est un critère autorisant à décider de la considération à leur apporter. Mettant à mal les catégorisations habituelles, les débats universitaires fleurissent sur le sujet[386] et questionnent le rapport d'une part à l'alimentation[387] et d'une autre à l'idée même de frontière. Pour le philosophe Tristan Garcia, une frontière est en fait « une opération conjointe de l'objectivité et de certaines formes de subjectivité, de perception, d'intention, d'action et d'intellection, par quoi ce qui est donné à notre perception contraint la perception à forcer les différences : des variations de luminosité, des variations de fréquence, des variations de teinte, des variations de vitesse ou de force deviennent alors des frontières. Ces sont les variations elles-mêmes qui contraignent la perception que l'on a à les trahir et les forcer au point de les transformer en séparations, comme s'il y avait deux parties, deux ensembles, deux couleurs ou deux moments, deux zones ou deux organismes »[388]. Ces frontières ne sont pas véritablement des outils dichotomisant mais des

---

384 DESCOLA Philippe, *Par-delà nature et culture*, *op. cit.*, p.155.

385 SINGER Peter, *La libération animale*, trad. Rousselle et Olivier, Paris, Payot, (1993) 2012.

386 GIROUX Valérie, *L'antispécisme*, Paris, PUF, 2020.

387 BURGAT Florence, *L'humanité carnivore*, Paris, Seuil, 2017.

388 GARCIA Tristan, *Ce qui commence et ce qui finit – Kaléidoscope II*, Paris, Léo Scheer, 2020, p.63.

intersections où une cohabitation devient envisageable et suscite des interrogations profondes. L'humanité n'est plus envisagée comme un couperet permettant de dissocier des éléments grâce un critère unique. Les plantes, les animaux, les rivières, les minéraux et les saisons ne se regroupent pas dans une même niche ontologique définie par soustraction, du fait de leur défaut d'humanité[389]. Ainsi, ces points de vue ne sont pas issus que de contrés parfois péjorativement considérés comme « exotiques ». Y compris Leibniz semblait partager le point de vue selon lequel la nature serait une entité englobante composée de sous-éléments équilibrés. Ce qui interdit de renvoyer par des mécanismes rhétoriques ces considérations à de lointaines fantaisies. Ces invitations pourraient de fait fournir à la preuve des pistes lui permettant de dessiner la matrice de nouveaux modèles médicaux.

B : Un impact sur la médicalisation de la société

Même les juristes y consentent, la santé constitue une préoccupation sociale parmi les plus sensibles[390]. C'est sans doute pour cette raison que les sociétés y prêtent une attention particulière quelques soient les modèles médico-économiques qu'elles adoptent. Les institutions décident de leurs représentations de la santé et veillent à son maintien. La médecine en tant qu'acte social est autorisée par la légitimité des preuves qui la constituent à investir de vastes continents. Cette médicalisation est un processus continu qui conduit à arpenter de nouvelles trajectoires (1). Il est possible d'illustrer l'intrication de la preuve médicale et de la société en prenant l'exemple de la vie à ses deux extrémités (2).

1 L'introduction de la médecine dans la société

---

389 DESCOLA Philippe, *Par-delà nature et culture*, *op. cit.*, p.70.

390 TRUCHET Didier, *Droit de la santé publique*, 9ème éd., Paris, Dalloz, 2017, p.7.

La preuve constitue l'élément central permettant de justifier la présence de la médecine à de nombreux niveaux de la société. Les preuves deviennent à ce titre des instruments qui organisent la société selon certaines valeurs[391]. Sur le plan sociologique, on pourrait dire que cette construction rationalise les conduites des acteurs de la santé. La médicalisation devient à cet égard synonyme de normalisation. Les artisans ne sont d'ailleurs pas les seuls concernés puisqu'il faut aussi ajouter les bénéficiaires ainsi que les diverses institutions qui y participent. Elle ne concerne de surcroît pas uniquement des pathologies, des symptômes et des remèdes comme cela était initialement le cas, mais elle s'adresse à des sujets de plus en plus vastes. Les preuves médicales façonnent de ce fait un certain nombre de conventions. Une des conséquences de ce phénomène est que la preuve s'invite sur des terrains où elle n'était pas forcément attendue, outrepassant ses aspirations initiales telles que l'efficacité d'un traitement. La preuve est impliquée dans une lecture culturalisante mettant au grand jour toute la difficulté inhérente aux limites qui l'accompagnent.

La médecine du XXIème siècle occupe une place incontournable dans la société. Ce processus s'est développé tout particulièrement depuis le XVIIIème siècle[392], en s'intéressant à la salubrité publique, l'hygiène ou par des mécanismes de normalisation à travers les établissements de santé. Elle se situe dans un carrefour où se rencontrent l'État, le monde professionnel et même l'intimité de foyers. En se voyant attribuer un rôle d'interface entre la société et les personnes, la médecine est devenue en quelque sorte un instrument de régulation. Lorsqu'un médecin mobilise le savoir dont il est détenteur pour décider d'octroyer un arrêt de travail, il se positionne entre un employeur et un individu, tout en impliquant également la solidarité nationale. L'introduction d'une dimension économique implique en retour des contrôles effectués par l'assurance maladie, par exemple, sur la fréquence

---

391 HEINICH Nathalie, *Des valeurs – Une approche sociologique*, Paris, Gallimard, 2017.

392 FOUCAULT Michel, « Crise de la médecine ou crise de l'antimédecine ? » in Dits Écrits Tome III, n°174.

des prescriptions de ces arrêts. Ce point est d'autant plus prégnant à l'heure où la reconnaissance de certaines souffrances participe à questionner le rapport des actifs à leurs conditions de travail. Cette interface est plus saisissante lorsque la souffrance d'une personne mise à mal par la société cherche dans la médecine un moyen pour obtenir un statut aux yeux de l'État. Ce constat a notamment été illustré dans le film de Ken Loach « Moi, Daniel Blake » où le protagoniste avait le choix entre mourir au travail du fait de sa problématique cardiaque, ou mourir de l'absence de ressources financières par défaut de conformité aux exigences de l'assurance maladie.

Plus généralement, l'ambiguïté du « mal-être » qui, sans appartenir exclusivement à la compétence des professionnels de la santé, questionne leur place dans sa prise en charge. Certains estiment que « le processus de civilisation déplace depuis longtemps les frontières entre le supportable et le non-supportable, approfondissant le sensible, rendant moins tolérés des « mal être » auparavant acceptés. L'exigence n'est pas nouvelle. Elle est à coup sûr intensifiée »[393]. D'autres au contraire saluent l'accueil porté à l'individu en souffrance morale dans la société. Ceci fut notamment le cas à travers la figure emblématique du *burn out*. Un des avantages de l'extension de la médicalisation est qu'elle permet de mettre en évidence des mécanismes de souffrance qui concernent la confrontation des individus à la société. Par ses échecs à « traiter » l'autisme, les éléments de preuves portant sur la structure psychique des personnes ont fini par admettre que « différence » n'est pas nécessairement synonyme de pathologie[394]. Ces singularités proviennent de multiples mécanismes ayant en commun des défauts d'accommodation entre les individus et la société (comme la vulnérabilité en décodages sociaux qui sont des normes culturelles). La médicalisation a le mérite d'apporter des éclairages nouveaux à des problématiques d'accommodation et d'interaction. Le secours de la médecine n'est en ce sens qu'un des paramètres

[393] VIGARELLO Georges, *Le sain et le malsain*, Paris, Seuil, 1993.

[394] Sur ce sujet on ne se privera pas de consulter MOTTRON Laurent, *L'autisme : une autre intelligence*, Sprimont, Madraga, 2006.

permettant de garantir la santé des personnes. Néanmoins, elle ne peut en aucun cas se substituer à des prérogatives de l'État en termes de politique sociale et sanitaire.

Les preuves médicales sont encore nécessaires lorsqu'il s'agit de procéder à un calcul de dommage corporel qui aboutira à son tour à la reconnaissance d'une certaine invalidité, d'une Reconnaissance de la Qualité de Travailleur Handicapé, ou la reconnaissance du statut de personne en situation de handicap. Le sésame médical se mêle d'autant plus à des enjeux sociétaux et économiques dans le domaine artistique ou sportif. Autoriser un athlète professionnel à exercer son métier est un choix délicat lorsque son état de santé est souvent altéré par les contraintes précisément inhérentes à ses activités. Pour autant, ne pas l'autoriser entraine des conséquences engageant parfois des sommes d'argent colossales. C'est ce que le septième art met en lumière dans le film « L'enfer du dimanche » où un médecin sous-estimait régulièrement des lésions de joueurs de football américain pour qu'ils soient rentables au détriment de leur santé.

L'immixtion de la médecine dans les relations humaines conduit les professionnels à intervenir dans la vie des personnes, y compris au sein des couples ou dans la parentalité. Un médecin intervient par exemple directement lorsqu'il collecte des preuves et qu'il réalise un signalement au procureur de la République à propos d'une personne qui n'est pas en mesure de se protéger en raison de son âge, ou de son incapacité physique ou psychique et qui est victime de sévices ou de privations[395] y compris sans son consentement[396].

La médicalisation génère aussi des conventions permettant d'établir la frontière entre ce que l'on considère comme normal et ce que l'on considère comme pathologique. Ce qui permet de donner un statut exploitable à une situation clinique, autorisant une taxinomie et une organisation de la prise en charge. Celle-ci

---

[395] Article 226-14 du Code pénal.

[396] Tel est le cas depuis la loi n°2020-936 du 30 juillet 2020 visant à protéger les victimes de violences conjugales.

propose une traduction d'un problème de santé dans un langage structuré. La distinction entre quelque chose de « normal » et quelque chose de « pathologique » s'appréhende souvent par la question de la normativité. La norme est alors rattachée à une valeur numérique établie par une courbe de Gauss, aussi appelée courbe en cloche. Pourtant, selon la loi normale si les normes étaient établies au profit des individus minoritaires, c'est-à-dire des 10% de personnes à la marge de la courbe, 90% des gens seraient socialement défavorisées. Il ne s'agit bien ici que de conventions. C'est-à-dire que malgré la volonté de souhaiter faire reposer les preuves médicales sur la biologie, c'est tout de même la société qui effectue des choix pour qualifier la dépression, la dyslexie, les troubles du spectre autistique, les affections longues durées, etc. Ce que la médicalisation apporte est une « nature médicale à des représentations et des pratiques qui n'étaient jusqu'alors pas socialement appréhendées dans ces termes »[397].

La preuve médicale devient un sujet particulièrement délicat quand il s'agit de prévention. À l'inverse d'une démarche curative, la démarche préventive des interventions médicales est plus quelque chose de médiat. Elle se manifeste à distance, de manière indirecte, en analysant des données au sujet de personnes ayant suivi des préconisations, des traitements ou des mesures relatives à leur hygiène de vie. La santé répond alors davantage à des mécanismes de gestion où il s'agit d'utiliser des recettes basées sur l'exploitation numérique de seuils, d'indications, de contre-indications totales ou relatives, de vigilance, de facteurs de risque, d'objectifs de santé. Un de ses succès concerne la prise en charge de pathologies qui engageaient jadis le pronostic vital participant au rallongement de l'espérance de vie et faisant passer la mortalité infantile de 51,9 / 1000[398] en 1950 à 3,8 / 1000 en 2019[399].

---

397 AÏACH Pierre, DELANOË Daniel (dir.), *L'ère de la médicalisation – Ecce homo sanitas*, *op. cit.*, p.5.

398 GÉRARD Marie-Claude, HÉMÉRY Solange, « La mortalité infantile en France suivant le milieu social », Economie et statistiques, 1973.

Grâce à une armature de preuves médicales et au nom de valeurs défendues par la société, sous peine de déréliction, la médecine propose des interventions comme des procréations médicalement assistées (PMA), des conservations d'embryons, des prélèvements d'organes sur des donneurs vivants, des prolongations ou des arrêts de la vie. Ces sujets structurants de la société sont désormais investis par la médecine qui peut s'y engouffrer. Des éléments qui jusqu'alors semblaient intangibles comme la vie, la mort, la procréation, l'identité sexuelle, le clonage, la performance sont appréhendées par la médecine.

C'est à la lumière de ces différentes évolutions que la preuve médicale devient un outil au service de la politique. Pour Michel Foucault[400], le « biopouvoir » permet en effet d'exercer un contrôle sur les corps à travers des mesures d'hygiène, une classification des pratiques sexuelles y voyant même l'irruption de jugement moraux[401], une détermination des modèles familiaux, une définition de la santé et de la maladie. Ces conventions aboutissant à la création de normes peuvent parfois être perçues comme des entités policières puisqu'elles supervisent les comportements individuels et collectifs[402]. Cet exemple est particulièrement illustré par les mesures de confinement, de couvre-feu, ou d'État d'urgence sanitaire lors de la crise de la COVID-19. Toutefois, un exemple parmi les plus signifiants est sans doute la « psychiatrisation » des comportements estimés déviants des valeurs défendues par la société. Il n'y a pas si longtemps l'homosexualité était considérée par le DSM comme une pathologie mentale, par non-conformité au modèle hétéro-normatif[403] ainsi que la

---

399 Source INSEE, consultée le 10/04/2020, https://www.insee.fr/fr/statistiques/2383444

400 FOUCAULT Michel, *Naissance de la biopolitique*, Cours au collège de France 1979-1979, Paris, Seuil/Gallimard, 2004.

401 REICH Wilhelm, *L'irruption de la morale sexuelle – Étude des origines du caractère compulsif de la morale sexuelle*, Paris, Payot, 1972.

402 FAURE Olivier, « La médicalisation vue par les historiens » in AÏACH Pierre, DELANOË Daniel (dir.), *L'ère de la médicalisation – Ecce homo sanitas*, *op. cit.*, p.58.

403 FEDERICI Silva, *Par-delà les frontières du corps*, Paris, Divergences, 2020, p.10.

dysphorie de genre. « Rappelons que l'expression « dysphorie de genre », élaborée par Fisk en 1973, est elle-même le résultat du renoncement au purisme d'une entité nosographique « transsexualisme » des personnes demandant une conversion sexuelle. La dysphorie de genre est donc venue qualifier d'une manière neutre et pragmatique un état, celui dans lequel se trouvent les personnes désirant changer de sexe et espérant la satisfaction post prise en charge consécutive »[404]. De la même manière, en 1851 un esclave qui cherchait à s'extraire de sa condition était considéré comme atteint de « drapétomanie »[405]. C'est-à-dire qu'on lui attribuait une pathologie mentale qui avait été inventée pour justifier sa déviance dans la mesure où il était considéré que la condition d'esclave était quelque chose de normal[406]. Son étymologie grecque se décompose en deux éléments : *drapetes* signifiant « esclave en fuite » et *mania* voulant dire « folie ». Cette appellation était très commode pour maintenir des valeurs sociétales et psychiatriser toute objection, variation, disruption ou subversion qui se présentait risquant de menacer l'ordre établi. La présence de pathologie revêt un intérêt pratique. Pour reprendre les mots de Christopher Boorse, ces preuves attribuent un socle prétendument fiable qui permet de subvertir la médecine par une rhétorique politique ou encore une excentricité normative[407].

Quant à la santé elle ne se limite plus seulement à la souffrance y compris d'un point de vue institutionnel. Elle possède de très vastes prérogatives depuis 1946 où l'OMS l'a défini par un « état de complet bien-être physique, mental et social, et ne consiste pas seulement en absence de maladie ou d'infirmité ». Résumer la santé à la souffrance présente en effet des « dangers philosophiques ». Un des pièges que pose cette

---

404 Rapport de la HAS : « Situation actuelle et perspectives d'évolution de la prise en charge médicale du transsexualisme en France », 2009, p.34.
405 GIROUX Élodie, *Après Canguilhem – définir la santé et la maladie*, Paris, PUF, 2010, p.45.
406 WHITE Kevin, *An Introduction to the Sociology of Health and Ilness,* Londres, Sage Publications, 2002.
407 BOORSE Christopher, « A rebuttal on Health », in J.M. Humer and R. F. Almeder (ed.), « What is Disease? », Totowa, Humana Press, 1997, p.100.

opération de réduction est qu'il faudrait à ce compte estimer que les sportifs de haut niveau (pour qui la souffrance est un partenaire quotidien) sont des malades qui s'ignorent, ou encore, qu'une personne atteinte d'un cancer encore asymptomatique ne saurait être qualifiée de malade puisqu'elle ne souffre pas. C'est notamment pour cette raison que la santé s'incarne par une approche multidimensionnelle et interroge la nature des actes médicaux susceptibles d'être réalisés. Jusqu'à une période récente, l'acte médical était classiquement considéré comme un outil destiné à remplir des missions de prévention de diagnostic et de traitement des pathologies. Or, le fait de disposer des outils techniques permettant de faire de la recherche sur les embryons (même à condition de la subordonner à certaines conditions) facilite les choix politiques qui vont s'interroger sur la possibilité de l'autoriser. Il en est de même pour l'eugénisme, la gestation pour autrui, le transhumanisme et l'exploitation des cellules souches. C'est-à-dire que dans tous les domaines où elle intervient, la médecine n'aura pas nécessairement vocation à soigner des pathologies se dérobant subrepticement à sa mission originelle, laissant aux preuves la possibilité de servir un objectif idéologisant.

La médicalisation de la recherche et de l'interruption volontaire de grossesse sont deux exemples où aucune pathologie n'est prise en charge. La recherche est un domaine qui consiste à évaluer la performance d'un traitement et implique à certains égards de s'abstenir d'en donner à des patients qui souffrent pourtant d'une véritable pathologie. C'est en effet ce qui se produit lorsqu'on utilise un groupe placebo dans un essai clinique. Son objectif devient l'inverse de l'aspiration originelle de la médecine. Là où il s'agissait de donner un remède à un patient nécessiteux, satisfaire aux missions d'un essai clinique va consister à ne pas fournir au patient un traitement susceptible de lui venir en aide ou de fournir à un patient sain un traitement susceptible de lui nuire. La médecine s'illustre donc par un paradoxe qui consiste à agir en contradiction avec ce pour quoi elle a été créée. Dans le second exemple, sauf à considérer qu'une grossesse présente un risque pour la mère, pour l'enfant ou pour les deux, elle ne pourrait raisonnablement pas être considérée comme une pathologie[408]. Il apparaît assez clairement que cet acte ne s'inscrit pas non plus dans la définition initiale de la médecine alors qu'elle est pourtant aujourd'hui admise et encadrée par un certain nombre de dispositions juridiques[409]. Ajoutons également que dans le cadre de l'assistance médicale à la procréation, les lois de bioéthiques après en avoir réservé la possibilité aux souples hétérosexuels viennent d'étendre cette technique à des couples homosexuels et aux femmes seules[410]. Cela contreviendrait pourtant là-aussi aux missions se focalisant sur la prévention, le diagnostic et le traitement de pathologies, qui sont d'ailleurs des arguments régulièrement évoqués par les personnes hostiles à cette idée. Ses fervents défenseurs utilisent cet argument afin de ne pas mettre en avant des raisons idéologiques plus délicates qui relèvent parfois d'un logiciel conservateur.

La période où il fallait impérativement répondre aux missions initialement attribuées à la médecine pour qu'un acte soit légitimement qualifié de médical semble révolue. Il est aujourd'hui dépourvu d'ambiguïté que ce critère est obsolète du fait de la diversification des actes et que nombreuses sont les activités médicales qui n'ont plus vocation de soigner. Comme l'indique la doctrine « les techniques médicales usuelles ont ainsi été utilisées à des fins en apparence étrangères à la prévention, au diagnostic ou au traitement de maladies »[411]. Le simple fait de prescrire une contraception en est un exemple. Bien que des oppositions véhémentes n'ont pas manqué de se manifester sur cette question, ce sont aujourd'hui des actes appartenant à des soins courants. L'objectif thérapeutique n'étant plus l'unique critère pour définir l'acte médical, la place des preuves à prit une autre dimension. Alors que leur étendue semble difficile à déterminer, la médicalisation est parfois

---

[408] L'HERMITE Pierre-Luc, « Tu n'accoucheras point… à domicile », RDS, n°103, 2021.

[409] Article L. 2212-1 du Code de la santé publique.

[410] Loi n°2021-1017 du 2 août 2021 relatives à la bioéthique.

[411] COUSIN Clément, *Vers la redéfinition de l'acte médical*, Thèse de doctorat de droit privé, Rennes, 22 novembre 2016, p.52.

envisagée sous l'angle du consumérisme. « Les patients-clients sollicitent de plus en plus des actes médicaux qui n'ont ni la vocation de conserver la vie ni celle de rétablir la santé »[412] propulsant ainsi la technique médicale dans des contrées nouvelles. L'idée selon laquelle les actes devraient fournir une certaine satisfaction à « l'usager » se retrouve notamment dans des revendications concernant l'esthétique comme le droit d'être beau, ou même de se sentir bien. Pour certains la conséquence est que l'acte médical a tellement évolué qu'il en deviendrait même dénaturé. L'extension de la médicalisation de la société a d'ailleurs conduit certains juristes à proposer de qualifier certains soins « d'activités médicalisées »[413] en faisant référence à la présence médicale nécessaire pour leur réalisation. Le débat s'est donc totalement déplacé. Il ne s'agit plus de savoir si un acte est thérapeutique pour savoir si celui-ci appartient à la médecine mais plutôt de savoir si une intervention est possible sur une personne. Néanmoins, la discussion ne peut se réduire à la seule technicité des preuves dans la mesure où celle-ci se heurte à la notion de ce en quoi consiste un « soin ». On aurait pu imaginer qu'un acte médical est tout simplement un acte réalisé par un médecin. Or, serait-il concevable qu'une poignée de main, un sourire ou le fait de donner à manger consiste en un acte médical ? Si pour la poignée de main et le sourire la réflexion reste entière, il se trouve que pour l'alimentation le Conseil d'État avait répondu en estimant qu'il s'agissait effectivement d'un acte médical[414]. Le soin est une notion protéiforme qui échappe. La littérature indique à cet égard que le soin est peut-être surtout une question d'humanité. « Soigner c'est nettoyer des escarres sans avoir l'air dégoûté, soigner c'est donner à manger à quelqu'un qui tremble trop pour tenir sa cuillère, soigner c'est retourner trois

---

412 RENAUT Marie-Hélène, « L'évolution de l'acte médical », RDSS, 1999, p.54.

413 BOUTEILLE Magali, « L'évolution consumériste de la notion d'acte médical », JCP Cahiers du Droit de l'Entreprise, 2001, p.18.

414 Un des aspects de l'affaire Vincent Lambert avait en effet soulevé la question de l'alimentation et de l'hydratation artificielle. Depuis, la loi n°2016-41 du 26 janvier 2016 ils sont désormais considérés comme des traitements par l'article L. 1110-5-1 du Code de la santé publique.

fois en un quart d'heure dans la même chambre pour retaper un oreiller, soigner c'est passer une compresse d'eau sur le front ou un glaçon sur les lèvres, soigner c'est caler une jambe cassée sur un brancard avec un petit sac de sable, soigner c'est tenir la main pendant que quelqu'un d'autre suture, ponctionne, arrache, incise, cautérise, injecte, sonde, aspire, accouche celui ou celle à qui on tient la main »[415].

2 La médicalisation de la vie à ses extrémités

En termes de médicalisation, de nombreux sujets auraient pu être abordés comme les situations de handicap, la relation thérapeutique, les pratiques sexuelles ou l'identité sexuelle[416], les fondements de l'éthique médicale, le genre[417]. D'autant plus que ce dernier sujet a connu une inflexion positive depuis la traduction du livre de Judith Butler (*Gender trouble*) en 2005, quinze ans après sa parution mettant en scène la dimension culturelle de l'hétéro-centrisme[418]. Appréhender la vie par ses extrémités est une porte d'entrée intéressante pour se saisir des interactions entre les preuves et la médicalisation de la société.

a) La fin de la vie

La mort est un phénomène délicat à saisir. Sénèque la décrit comme une imminence, Lévinas comme un anéantissement, et pour Derrida les discours qui l'abordent portent les stigmates d'une rhétorique de la frontière[419]. Les preuves médicales de la mort s'intéressent particulièrement au constat du décès. La fonction de ce constat est essentiellement sociale et peut être élaboré à distance de l'évènement. C'est-à-dire que les preuves

---

415 WINCKLER Martin, *L'école des soignantes*, Paris, POL, 2019, p.120, 121.

416 GAZALÉ Olivia, *Le mythe de la virilité – Un piège pour les deux sexes*, Paris, Robert Laffont, 2017.

417 DORLIN Elsa, *La matrice de la race – Généalogie sexuelle et coloniale de la Nation française*, Paris, La découverte, 2009, p.14.

418 BUTLER Judith, *Troubles dans le genre : pour un féminisme de la subversion*, Paris, La découverte, 2005, p.156.

419 DERRIDA Jacques, *Apories*, Paris Galilée, 1996, p.18.

portent sur les conditions dans lesquelles les personnes membres d'un même État admettent qu'une personne n'est plus en vie. La question s'étend également à ce qui consiste à passer de la vie à un autre état nimbé de mystères qui révèle souvent un abîme de perplexité. Les aspects biologiques et métaphysiques de la mort sont intimement liés puisque c'est de leur articulation que se construit la représentation sociale qui en découle[420]. Si la biologie peut indiquer avec une certaine objectivité l'arrêt des battements du cœur, le statut de la personne en état végétatif chronique et irréversible maintenue en vie grâce à des artifices technologiques ne peut y trouver un refuge définitif[421]. Chercher à caractériser la mort éveille des complexités convoquant d'autres disciplines. Prouver qu'un individu est « vivant » ou « décédé » fait de ce phénomène quelque chose de culturel. Il va sans dire que chaque civilisation a ses représentations de la mort, ses rites funéraires, ses modalités d'envisager le deuil, sa propre valeur de la vie et de sa finitude.

Le pas qui permet de franchir ce halo bercé d'étrangeté pour « vivre son trépas »[422] est tantôt qualifié de ligne, tantôt de bordure au-delà de la vie. Dans ces démarcations conceptuelles Heidegger distingue le *Dasein* (l'être qui fait l'expérience de la mort) du fait de décéder et de périr. Décéder serait différent de mourir et de périr en ceci que le *Dasein* peut décéder dans le sens où il peut finir, mais il ne peut pas périr[423]. Mourir est une expérience et décéder un constat juridico-biologique. Des tentatives philosophiques ont cherché à établir des propriétés universelles à la mort qui seraient indépendantes de la culture puisque le *Dasein* précède toute biologie tel un axiome. Toutefois, ces réflexions théoriques reconnaissent leur dimension hautement spéculative. Des repères sont donc

---

420 CHENG François, *Cinq méditations sur la mort – Autrement dit sur la vie*, Paris, Albin Michel, 2013.

421 SICARD Didier, *L'éthique médicale et la bioéthique*, Paris, PUF, 5ème éd. (2009) 2017, p.21.

422 *Ibid.*, p.52.

423 HEIDEGGER Martin, *Acheminement vers la parole*, Paris, Gallimard, Trad. F. Dédier, (1959) 1976, p.201.

indispensables pour savoir ce qu'il est possible ne serait-ce que de faire du corps en de pareilles circonstances[424]. Pour objectiver la mort il faut demander à un médecin d'en réaliser le constat. Les conventions actuelles exigent une absence totale de conscience, d'activité motrice spontanée et une abolition des réflexes du tronc cérébral si la personne est en arrêt cardiaque ainsi que de ventilation spontanée[425]. Il existe également des personnes qui ne présentent pas de ventilation spontanée mais qui sont assistées mécaniquement et conservent des fonctions hémodynamiques. Dans ce cas, il est exigé un constat de la destruction de l'encéphale. La preuve médicale est fournie par la réalisation d'une angiographie cérébrale attestant de l'absence de circulation ou l'enregistrement de deux électroencéphalogrammes nuls et aréactifs[426]. On pourrait s'interroger sur les exigences d'une telle définition. Si le constat de la mort n'avait réellement que pour vocation de décréter qu'une personne ne vit plus, les moyens utilisés pour maintenir certaines fonctionnalités sembleraient inutiles. Or, ces précautions existent pour conserver l'organisme afin de l'utiliser *a posteriori*. Elles se lient avec les enjeux relatifs au don d'organes en essayant d'atténuer la pénurie qui gangrène ce secteur. Depuis la loi Caillavet du 22 décembre 1976 il existe en effet une présomption de consentement au don d'organe *post mortem*. Maintenir les fonctions hémodynamiques assure la conservation de l'organisme. Les preuves médicales attestant de la mort servent un double objectif. Les dispositions juridiques ne révèlent pas la nature de la mort, mais conditionnent plutôt des enjeux de santé publique et des considérations inhérentes au respect de la personne. La preuve médicale de la mort est contingentée sur ce point illustrant ses relations ambiguës avec la société.

L'aspect phénoménologique de la mort est sans doute encore plus complexe à aborder. Il fut un temps où mourir s'accompagnait d'interventions médicales tout à fait modestes

[424] On peut par exemple consulter l'article 16-1-1 du Code civil ou l'article 225-17 du Code pénal.
[425] Article R. 1232-1 du Code de la santé publique.
[426] Ils doivent être espacés de 4h pour un enregistrement de trente minutes.

où il s'agissait d'essayer de soulager les patients dans le meilleur des cas. Or, il se trouve que certaines pathologies qui engageaient le pronostic vital à court terme sont désormais prises en charge. Si la mort demeure imprévisible, sa médicalisation limite les incertitudes de sa manifestation. Elle prend parfois même des accents de planification. Le médecin est tantôt considéré comme celui qui *in fine* en fixe l'heure, tantôt celui qui se borne à l'impuissance et l'observe en spectateur désemparé. La réanimation ou les traitements antalgiques constituent l'arsenal qui médicalisent la fin de vie. La sédation profonde, par exemple, provoque une altération de la conscience qui peut être maintenue jusqu'au décès. Sans injecter un produit létal, cette intervention médicale accompagne la personne jusqu'à ce que la mort se manifeste. La loi Leonetti[427] a en effet prévu en 2005 la possibilité de donner un traitement qui pouvait abréger la vie sans revêtir la très controversée appellation d'euthanasie. La loi de 2016 a créé quant à elle le recours à la « sédation profonde et continue » qui n'est envisageable que si le patient est atteint d'une affection grave et incurable. Il faut de surcroît qu'il présente des souffrances qui résistent aux traitements et que son pronostic vital soit engagé à court terme. Il reste aussi le risque d'entrer en contact avec la mort accompagné de souffrances insupportables[428]. Pour autant la notion de « court terme » chez un patient agonisant est délicate. Cette brève échéance peut en effet s'étendre jusqu'à neuf jours après l'arrêt des traitements. Tel fut le cas de la très médiatisée affaire Vincent Lambert. Si le fait de suspendre l'hydratation et l'alimentation a pour conséquence d'entrainer la mort, celle-ci est incontestablement plus différée que lors de l'administration d'un produit létal dans le cas de l'euthanasie.

La mort est donc un sujet à appréhender avec la plus grande délicatesse puisque l'opacité qui lui est appliquée possède, pourrait-on dire, une grande vitalité. Les preuves de sa manifestation façonnent le support idéologique qui permet de la

---

427 Article 2 de la loi n°2005-370 du 22 avril 2005 relative aux droits des malades et à la fin de vie.

428 Article L. 1110-5-2 du Code de la santé publique.

qualifier. S'interroger est une nécessité puisqu'elle occupe une place centrale à la fois dans la médecine et dans la société[429]. Dans les dernières décennies de la civilisation occidentale la mort était silencieuse, tenue à l'écart des considérations, empruntant des masques divers pour dissimuler les angoisses qu'elle faisait naître. Elle était devenue aussi abominable qu'inavouable et « d'autant plus insensée qu'elle était impensée »[430]. Elle éveille en effet des craintes, et même, pourrait-on dire, un certain vertige. Pour autant, à l'échelle de l'existence l'idée de la mort semble poser plus de problème que mourir en tant que tel. Condamnée à être dépositaire d'une énigme métaphysique elle est un passage qui mène à un endroit dont nul ne revient. Pour Vladimir Jankélévitch, la mort est un phénomène incontournable et insaisissable[431] rendant d'autant plus ardu l'expression des preuves destinées à l'établir. La mort correspondrait surtout à l'idée que l'on se fait de la vie. D'autant qu'elle se définit essentiellement par soustraction, comme en atteste l'expression « cessation de la vie ». Ce qui désempare aussitôt est que pour définir la mort il faudrait en réalité être en mesure de définir la vie. Ce qui est un abysse philosophique tout aussi complexe[432]. Se sentir menacé par la mortalité fait appel à la finitude dont nombreuses sont les tentatives qui essayent de lui donner un sens pour contourner son caractère mystérieux. La mort demeure pourtant un phénomène non élucidé.

L'échelle d'analyse avec laquelle on procède permet de considérer la mort comme un évènement qui peut être assez différent. Lorsqu'Hippocrate meurt la perception de ce phénomène suscite par exemple de la tristesse. On imaginerait assez mal que ce qui s'est produit avec son décès soit négligeable. Pourtant, le courant philosophique des atomistes

---

429 STEGENGA Jacob, *Care and Cure – An Introduction to Philosophy of Medicine*, *op. cit.*, p.36.

430 MORIN Edgar, *L'Homme et la mort*, Paris, Seuil, 1976.

431 JANKÉLÉVITCH Vladimir, *La mort*, Paris, Flammarion, (1977) 2017, p.17-19.

432 CHENG François, *Cinq méditations sur la mort – Autrement dit sur la vie*, *op. cit.*

regroupait des adeptes qui étaient habités par l'idée que la mort pouvait être envisagée comme un non-évènement. Avec un changement d'échelle, il serait en effet possible de dire que cette modification n'a eu aucun impact à un niveau atomique dans la mesure où les atomes qui composent Hippocrate demeurent inchangés. Pour les philosophes stoïciens comme Zénon de Kition, la mort n'était donc « rien » et ne devait par conséquent être appréhendée qu'avec indifférence. L'idée était de contourner la souffrance, la crainte de souffrir soi-même avant de mourir ou encore d'être affecté lors de la mort de quelqu'un. Pour les atomistes comme Démocrite, Leucippe ou Épicure, la mort était un évènement sans importance. Pour eux, l'univers est composé de particules appelées atomes (son étymologie signifie insécable) et de vide. Les atomes étaient considérés comme invisibles du fait de leur petite taille et au moment de la mort les atomes demeurent rigoureusement identiques. Dans cette dynamique, leurs successeurs dans la philosophie romaine indiquent que la mort est insignifiante pour des raisons similaires[433]. Or, si la mort n'est « rien » il n'est possible de l'appréhender médicalement que par un paradoxe. Selon la formule du Professeur Klein, le simple fait de penser la mort lui confère une enveloppe, une substance. Par conséquent il ne s'agirait plus véritablement de « rien ». La seule façon de penser le rien serait de ne pas y penser. Toutefois, ne penser « à » rien est une chose différente que de penser « le » rien indiquant un nouvel avatar de son caractère insaisissable. Ce qui a pu faire écrire à Heidegger que « arrêter de penser est bien la façon la plus lamentable d'assumer la tâche de la pensée »[434].

b) Le début de la vie

Le second exemple concerne le début de la vie. Comme pour la mort il serait sans doute plus commode d'imaginer que des preuves biologiques sont en mesure de déterminer l'instant où la vie émane. Celui-ci est pourtant délicat à discerner. Il semble

---

433 LUCRÈCE, *De la nature des choses*, Paris, LGF, 2002, p.335.

434 HEIDEGGER Martin, *Concepts fondamentaux*, Paris, Gallimard, (Cours de 1941) 1985, p.109.

d'ailleurs qu'il n'y ait pas véritablement d'instant « t » qui permette de constater son apparition rendant vaines les tentatives animées par cette nécessité. Le surgissement de l'instant où quelque chose devient quelqu'un ne saurait exister qu'au prix d'une méconnaissance de la biologie. Le très jeune embryon possède effectivement une capacité certaine à évoluer et à acquérir des propriétés typiquement humaines. Pourtant son destin n'est en aucun cas univoque. Il ne s'agit que d'une cellule totipotente dont 50% à 80% d'entre eux seront évacués de l'organisme dans les premiers jours. D'une part, l'ovocyte fécondé ne produit pas d'être viable, d'une autre, il ne possède pas non plus à proprement parler les caractéristiques d'un être humain. Le système nerveux central se développe au bout de plusieurs jours et il faut attendre deux semaines pour que des propriétés immunologiques considérées comme typiques de l'individualité se constituent. L'instantanéité magique pendant laquelle apparaitrait l'humanité d'un amas de cellules tient donc d'une représentation mythologique de l'ontogenèse.

Une fois la prise de conscience que la biologie n'a pas vocation à résoudre l'intégralité de cette question on peut s'étonner de l'entêtement à vouloir que la biologie éclaire « sur son début, sa fin, voire son être même »[435]. Bien que la biologie soit nécessaire, elle semble utilisée pour secourir l'idéologie qui cherche à la prendre en otage. Il est probable que depuis la « sortie de la religion », ainsi nommée par Marcel Gauchet, la recherche de preuves médicale investit le terrain qui jadis était occupé par Dieu. Depuis Darwin le vivant n'est plus une énigme impliquant un présupposé spirituel avec une intelligence supérieure créatrice. Le vivant est surtout le fruit d'une évolution qui écarte *de facto* le besoin d'une origine divine. C'est en effet surtout en vertu d'une culture judéo-chrétienne que l'on se démène pour préserver le caractère sacré de la vie. Or, aujourd'hui cet attachement demeure présent sans que l'on soit absolument en mesure de savoir ce qui la fonde. Ce qui oblige à recomposer les représentations compte tenu de cette

---

[435] SÈVE Lucien, *Pour une critique de la raison bioéthique*, Paris, Odile Jacob, 1994, p.28.

perplexité. Cette sacralisation de la vie serait même devenue pour Olivier Rey une « idolâtrie de la vie »[436]. L'auteur rappelle à juste titre que la définition de la vie au sein du dictionnaire de l'Académie française de 1694 à 1762 était « l'union de l'âme avec le corps ». Un virage avait opéré en 1795 en la qualifiant cette fois « d'état des êtres animés tant qu'ils ont en eux le principe des sensations et du mouvement », pour aboutir en 1935 à « l'activité spontanée propre aux êtres organisés, qui se manifeste chez tous par les fonctions de nutrition et de reproduction, auxquelles s'ajoutent chez certains être les fonctions de relation, et chez l'homme la raison et le libre arbitre ». Son caractère sacré a muté vers une définition très fonctionnelle. Pour autant, l'importance de la vie est sans cesse rappelée par la Déclaration Universelle des Droits de l'Homme de 1948. La sacralité de naguère devenue une idolâtrie contemporaine oblige à observer qu'elle possède toujours une valeur particulière. C'est précisément ce qui légitime le recours aux preuves pour caractériser le début de la vie. Celui-ci est-il la date où l'on atteste médicalement de la fécondation, celle de la nidation, du moment où un cœur commence à battre ou encore celui de l'accouchement ? Si on ne saurait encore estimer avec clarté le début de la vie, des éléments de preuves existent toutefois en droit médical pour structurer la société.

La personne humaine bénéficie effectivement d'une aptitude à être titulaire de droits et de devoirs dès le début de sa vie. Elle acquiert ainsi ce que l'on appelle une « personnalité juridique ». Son accès est subordonné à la condition d'apporter la preuve d'être né vivant et viable. Être « vivant » implique d'avoir réussi à ventiler à la naissance et « viable » est envisagé comme une certaine aptitude à la vie. Si l'embryon, ou le cas échéant le fœtus non né, ne la possède pas il n'est pas pour autant considéré comme un simple objet[437]. Jusqu'à preuve du contraire, l'embryon, par exemple, est protégé tant que le projet parental qui lui est attaché existe. C'est-à-dire que tant qu'il

---

436 REY Olivier, *L'idolâtrie de la vie*, Paris, Gallimard – Tracts, 2020.

437 Sur ce point on lira l'avis du CCNE du 22 mai 1984 : « Avis sur les prélèvements de tissus d'embryons et de fœtus humains morts, à des fins thérapeutiques, diagnostiques et scientifiques ».

conserve la possibilité de devenir une personne humaine il bénéficie d'une protection. Pour le dire autrement, c'est une personne humaine potentielle. Il semble d'ailleurs que ce soit uniquement au titre de cette potentialité qu'existe un certain nombre d'obligations, comme celles attachées à la protection des embryons cryogénisés depuis le développement des techniques d'assistance médicale à la procréation[438]. La vacuité définitionnelle est partiellement comblée par la Cour de justice de l'Union européenne (CJUE) pour qui l'embryon est une structure en capacité intrinsèque de se développer en être humain[439]. Sans aboutir précisément à une date, dont on a expliqué au demeurant qu'il est biologiquement impossible de la déterminer, la CJUE s'inscrit dans la logique consistant à envisager l'embryon comme une potentialité. C'est un élément inscrit dans un processus. La question du début de la vie reste entière dans la mesure où la personnalité juridique ne propose pas d'y répondre, mais tout au plus d'établir des protections à l'égard d'une structure en devenir.

La potentialité protège l'embryon ou le fœtus (envisagé comme tel à partir de 10 semaines d'aménorrhée). Par conséquent, empêcher un enfant « à naître » « de naître » expose à des sanctions. Il est parfois difficile d'imaginer en quoi consiste tuer « quelque chose », où plutôt une potentialité de « quelqu'un ». Par exemple, depuis la loi du 8 janvier 1993 si « une personne humaine potentielle » décède avant d'obtenir la personnalité juridique, la famille ne peut bénéficier que d'un acte d'enfant « sans vie »[440]. L'étrangeté de la question consiste à se demander comment il est possible de décéder alors qu'elle est pourtant sans vie. On pourrait objecter que l'embryon n'étant pas réellement vivant, il n'est pas étonnant qu'il soit automatiquement qualifié de « sans vie ». D'autant plus que « décéder » est une locution employée pour désigner la mort d'une personne, définition à laquelle l'embryon ne semble pas exactement correspondre. L'évènement indésirable serait donc

---

[438] Article L. 2141-4 du Code de la santé publique.

[439] Communiqué de presse de Cour de Justice de l'Union européenne 18/12/2014.

[440] Article 79-1 du Code civil.

surtout une interruption du processus conduisant une personne humaine potentielle à son humanité. L'humanité est par la suite protégée par l'article 16-3 du Code civil : « Il ne peut être porté atteinte à l'intégrité du corps humain qu'en cas de nécessité médicale [...] ».

Le critère de viabilité constitue le centre des préoccupations de la preuve médicale puisqu'il est le critère le moins compréhensible de la formule « vivant et viable » dont on a expliqué qu'elle constitue la condition pour bénéficier de la personnalité juridique. Cette viabilité reposait initialement sur des seuils déterminés par l'OMS en 1977 qui la fixait soit : à 500 grammes ou à 22 semaines d'aménorrhée[441]. Néanmoins, c'est à partir de 2008 que la jurisprudence française a donné une nouvelle impulsion aux réflexions relatives au début de la vie. En effet, un arrêt de la Cour de cassation disposait que contrairement à ce qui était pourtant prévu par l'OMS et par la réglementation française, les certificats d'enfants sans vie n'étaient pas conditionnés à un stade de la grossesse ou à la masse du fœtus[442]. Avec un décret et un arrêté datant de 2008, l'acte d'enfant sans vie tient désormais au fait que l'enfant ait été « accouché ». En renvoyant à nouveau le début de la vie à l'accouchement, qui avoisine les critères de « vivant et viable », les preuves du début de la vie sont associées au fait d'avoir été expulsé du corps maternel dans une aptitude à accepter l'environnement extra utérin.

Le début de la vie s'appréhende aussi par soustraction avec les situations empêchant l'acquisition de la personnalité juridique. La justice pénale avait estimé en 2009 que l'homicide involontaire ne pouvait être retenu en cas de décès de l'enfant *in utero*. Tuer un enfant à naître, qui, par définition, n'est pas né « vivant et viable », ne peut exposer à des sanctions. Plus exactement, il n'est pas possible de punir d'homicide une

---

[441] Cette recommandation fût traduite en droit français par la circulaire DHOS/E/DGS/DACS/DGCL n°2001-576 du 30 novembre 2001 relative à l'enregistrement à l'état civil et à la prise en charge des corps des enfants décédés avant la déclaration de naissance.

[442] Cour de cassation, 1ère chambre civile, 6 février 2008, pourvoi n°06-16498.

personne qui aurait aboli le processus de l'apparition de la vie. Ces critères décrivent d'une certaine manière son début par la punition d'une personne qui empêcherait d'arriver jusqu'au stade de personne humaine. En déplaçant le débat, la question du début de la vie est par conséquent soigneusement contournée. Pour autant, cette décision pourrait être délicate à entendre sur un plan humain. Sa difficulté se situe sur la compréhension du fait que si l'enfant à naître décède suite à un accident de la route, le chauffeur ne fera pas l'objet de répression. En revanche, si l'enfant décède après sa naissance des conséquences de ce même accident, le chauffeur sera en infraction au Code pénal. En effet, dans cette seconde hypothèse l'enfant aurait été en vie et aurait donc pu décéder. La Cour de cassation avait en l'occurrence retenue tantôt des blessures et tantôt l'homicide involontaire[443]. Si la décision du Tribunal correctionnel de Tarbes du 4 février 2014 avait condamné un automobiliste pour homicide involontaire d'un fœtus, l'année suivante la Cour d'appel avait refusé cette qualification pour l'enfant à naître. Ceci confirme la logique jusqu'alors poursuivie[444]. En 2018, la Cour de cassation avait d'ailleurs réaffirmé l'incompatibilité entre homicide involontaire et période précédant la naissance[445]. Les éléments sur lesquels reposent la preuve médicale du début de la vie sont en somme plus des arguments sociétaux que des arguments biologiques malgré leurs enrichissements mutuels.

[443] Respectivement Cour de cassation, chambre criminelle, 4 mai 2004, pourvoi n°03-84648 et Cour de cassation, chambre criminelle, 2 décembre 2003, pourvoi n°03-82344.
[444] Cour d'appel de Pau, 5 février 2015, n°14-00480.
[445] Cour de cassation, chambre criminelle, 20 novembre 2018, pourvoi n°17-86661.

Bibliographie

Articles

ALLEN Laura et *al.*, « Amiodarone alters cholesterol biosynthesis through tissue-dependent inhibition of EBP and DHCR24 », ACS Chemical Neuroscience, 2020

ASHCROFT Richard, « What is clinical effectiveness ? », Studies in the History and Philosophy of Biological and Biomedical Sciences, vol 33, 2002

ATKINS David et *al.*, « Grading Quality of Evidence and Strengh of Recommandations », British Medical Journal, n°328, 2004

BARNES Deborah et BERO Lisa, « Why review articles on the health effetcs of passive smoking reach different conclusions », Journal of the American Medical Association, 1998

BARRY Caroline et *al.*, *Evaluation de l'efficacité et de la sécurité de l'acupuncture*, Expertise scientifique réalisée par l'unité Inserm U669 à la demande du Ministère de la Santé (DGS), 2014

BEARD David et *al.*, « Considerations and Methods for Placebo Controls in Surgical Trials », The Lancet, 2020

BENEDETTI Fabrizio et *al.*, « How Placebos Change the Patient's Brain », Neuropharmacology Reviews, 2011

BENEDETTI Fabrizio, « Placebo and the New Physiology of the Doctor-Patient Relationship », Physiological Reviews, 2013

BERENSON Alex, « Eli Lilly said to play down risk of top pill », The New York Times, décembre 2006

BERNER Eta, GRABER Mark, « Overconfidence as a cause of diagnostic error in medicine », The American Journal of Medicine, 2008

BIALOSKY Joel, BISHOP Mark, PENZA Charles, « Placebo Mechanisms of Manual Therpay : A Sheep in Wolf's Clothing ? », Journal of Orthopaedics and Sports Therapy, 2017

BIZOUARN Philippe, « Evidence-Based Medicine : méthodes et critiques », Annales françaises d'anesthésie et de réanimation, vol 26, 2007

BOUTEILLE Magali, « L'évolution consumériste de la notion d'acte médical », JCP Cahiers du Droit de l'Entreprise, 2001

BUSINO Giovanni, « La preuve dans les sciences sociales », Revue européenne des sciences sociales, 2003

BYL Simon, « Controverse antique autour de la dissection et de la vivisection », Revue Belge de philologie et d'histoire, 1997

CAREY Benedict, HARRIS Gardiner, « Psychiatric group faces scrutiny over drug industry ties », The New-York Times, Juillet 2008

CARTWRIGHT Nancy, « Are RCTs the gold standard ? », BioSocieties, 2007

CARTWRIGHT Nancy, MURO Eileen, « The Limitations of Randomized Controlled Trials in Predicting Effectivness », Journal of Evaluation in Clinical Practice, 2010

CHEN Jun et *al.*, « A pilot study of hydroxychloroquine in treatment of patients with common coronavirus disease-19 (COVID-19) », Journal of SheJiang University, 2020

COOPER Harris, « Scientific Principles for Conducting Integrative Research Reviews », Review of Educational Research, n°52, 1982

DEBARRE Jean-Michel, « Sémantique des « données acquises de la science » comparée aux « connaissances médicales avérées ». Pour une obligation du médecin à respecter les « connaissances médicales avérées ou acquises » », Médecine et Droit, 2012

DEBRU Armelle, « Hérophile, ou l'art de la médecine dans l'Alexandrie antique », Revue d'histoire des sciences, 1991

DECULLIER Evelyne et *al.*, « Inadequate dissemination of Phase I trials : a retrospective cohort study », Plos Medicine, 2009

DODD Seetal et *al.*, « A Review of the Theoretical and Biological Understanding of the Nocebo and Placebo Phenomena », Clinical Therapeutics, 2017

EBRAHIM Shanil et *al.*, « Meta-analyses with industry involvement are massively published and report no caveats for antidepressants » Journal of Clinical Epidemiology, 2016

ENGEL George L., « The need for a new medical model : A challenge for biomedicine », Science, 1977

ESPESSON-VERGEAT Béatrice, « Propos introductifs : Création et gradation des avis et recommandations », Revue Générale de Droit Médical, n°30, 2009

FAUST Jusuts, SCHREINER Oliver, « A swallowed Toothbrush », The Lancet, 357, 2001

FERY-BLANCO Cécile et *al.*, « Mucinose dermique faciale associée à un cancer médullaire de la thyroïde sporadique métastatique », La Revue de Médecine Interne, vol 27, 2006

FOUCAULT Michel, « Crise de la médecine ou crise de l'antimédecine ? » in Dits Écrits Tome III, n°174

GARFIELD Eugene, « Proposal for a New Profession : Scientific Reviewer », Essays of an Information Scientist, vol 3, 1977

GARROW John, « How much of orthodox medicine is evidence based? », British Medical Journal, 335, 2007

GARTRELL Nanette et *al.*, « National Longitudinal Lesbian Family Study – Mental Health of Adult Offspring », The New England Journal of Medicine, 2018

GAUTRET Philippe et *al.*, « Hydroxychloroquine and azithromycin as a treatment of COVID-19: results of an open-label non-randomized clinical trial », International Journal of Antimicrobial Agents, 2020

GÉRARD Marie-Claude, HÉMÉRY Solange, « La mortalité infantile en France suivant le milieu social », Economie et statistiques, 1973

GILBERT Scott, SARKAR Sahotra, « Embracing Complexity : Organicism for the 21st Century », Developmental Dynamics, n°219, 2000

GIORGETTI Elodie, « La portée des recommandations de bonnes pratiques à la lumière de la lecture du 26 septembre 2005 par le Conseil d'État », Revue Droit et Santé, n°11, 2006

GONZÁLEZ-MORENO María et *al.*, « Disease-mongering through clinical trials », Studies in History and Philosophy of Biological and Biomedical Sciences, 2015

GOUPIL Bruno et *al.*, « Association between gifts from pharmaceutical companies to French GP and their drug prescribing patterns in 2016 : Retrospective study using the French transparency in healthcare and National Health Data System », British Medical Journal, 2019

GRATEAU Gilles et *al.*, « Accidents hémorragiques graves lors d'un traitement par héparine de bas poids moléculaire. A propos de deux observations », La Revue de Médecine Interne, vol 18, 1997

GRMEK Mirko, « The decline and emergence of disease », História, Ciências, Saúde-Manguinhos, vol 2, 1995

HARRIS Gardiner, « Top Psychiatrist Didn't Report Drug Makers' Pay », The New York Times, octobre 2008

HARTING Lisa et *al.*, « Risk of bias versus quality assessment of randomized controlled trials : cross sectional study », British Medical Journal, 2009

HAYWARD Robert et *al.*, « Canadian Physician's Attitudes about and Preferences Regarding Clinical Practice Guidelines », Canadian Medical Association Journal, 1997

HAZELL Lorna, SHAKIR Saad, « Under-reporting of adverse drug reactions : a systematic review », Drug Safety, 2006

HEDGES Larry, « Estimation of Effect Size under Nonrandom Sampling : The effects of Censoring Studies Yielding Statistically Insignificant Mean Differences », Journal of Educational Statistics, vol 9, 1984

HELMAN Cecil, « Tonic, Fuel and Food : Social and Symbolic Aspects of the Long-Term Use of Psychotropic Drugs », Social Science and Medicine, 1981

HILL Austin Bradford, « Principles of Medical Statistics » Londres, The Lancet, 1937

HILL Austin Bradford, « The Philosophy of the Clinical Trial », The National Institutes of Health Annual Lectures, Public Health Service Publications, n°388, U.S. Government Printing Office, Washington, 1953

HU Baofang et *al.*, « Drug Side-Effect Prediction Via Random Walk on the Signed Heterogeneous Drug Network », Molecules, 2019

JAMI Irène, « Judith Butler, théoricienne du genre », Cahiers du genre, n°44, 2008

JÜNI Peter et *al.*, « The hazards of scoring the quality of clinical trials for meta-analysis », Journal of American Medical Association, 1999

JUKOLA Saana, « Meta-analysis, idelas of objectivity, and the reliability of medical knowledge », Science and Technology Studies, 2015

JUSTMAN Stewart, « Placebos: The lie that comes true », Journal of Medical Ethics, 2013

KAPLAN Robert, IRVIN Veronica, « Likelihood of null effects of large NHLBI clinical trials has increased over time », PloSone, 2015

KAPTCHUK Ted Jack, « International Ignorance : A History of Blind Assessment and Placebo Control in Medicine », Bulletin of the History of Medicine, 1998

KAPTCHUK Ted Jack, « The Double-Blind, Randomised, Placebo-Controlled Trial : Gold Standard or Golden Calf ? », Journal of Clinical Epidemiology, 54, 2001

KAPTCHUK Ted Jack et *al.*, « Components of placebo effect : randomized controlled trial in patients with irritable bowel syndrome », British Medical Journal, 2008

KAPTCHUK Ted Jack et *al.*, « Placebo Effects in Medicine », New England Journal of Medicine, n°373, 2015

KAPTCHUK Ted Jack et *al.*, « Placebo without deception : a randomized controlled trial in irritable bowel syndrome », PloSone, 2010

KAWASAKI Sarah et *al.*, « The opioid epidemic : Mobilizing an academic health center to improve outcomes », Journal of Substance Abuse Treatment n°121, 2021

KIENLE Sophia, KIENLE Helmut, « Pacebo effect and placebo concept : a critical methodological and conceptual analysis of reports on the magnitude of the placebo effect », Alternative Therapies in Health and Medicine, 1996

KRZISCH Delphine, « Force normative et efficacité des recommandations de bonne pratique en matière médicale », Revue de Droit Sanitaire et Social, n°6, 2014

LAM Jeffrey, FELLER Edward, « Are We Right When We're Certain? Overconfidence in Medicine », Rhodeisland Medical Journal, 2020

LAUDE Anne, « La force juridique des RMO », Médecine et Droit n°28, 1998

LAWSON-FROST Sasha, « An epistemological problem for integration in EBM », Journal of Evaluation in Clinical Practice, 2019

LEGENDRE Thibault et *al.*, « Antibiomania : Think of the manic syndrome secondary to antibiotic therapy », Encéphale, 2017

LEMOINE Maël, « Animal extrapolation in preclinical studies : an analysis of the tragedic case of TGN1412 », Studies in History and Philosophy of Biological and Biomedical Sciences, 2017

LEMOINE Maël, « Trois conceptions sémantiques des théories en médecine », Revue de la société de philosophie des sciences, n°1, 2013

L'HERMITE Pierre-Luc, « Tu n'accoucheras point… à domicile », RDS, n°103, 2021

LOMBARDI Gabriel, « Le retrait de la vérité chez Gödel – Une étrange condition du succès de la science du réel », L'en-je lacanien, n°7, 2006

LOUW Adriaan et *al.*, « Evaluation is treatment for low back pain », Journal of Manual and Manipulative Therapy, 2020

MADERA Jessica et *al.*, « Symptomatic stability with aripiprazole once-monthly : efficacy analyses from acute and long-term studies », Neuropsychatric Disease and Treatment, 2019

MARCHANT Jo, « Placebos: Honest Faker », Nature, 535, 2016

MARKUS Jean-Paul, « La faute du médecin et les bonnes pratiques médicales », Actualité Juridique du Droit Administratif, n°18, 2005

MARKUS Jean-Paul, « La nature juridique des recommandations de bonnes pratiques médicales », Actualité Juridique du Droit Administratif, n°6, 2006

MATTIUSSI Julie, « Entre simplification des procédures et protection des individus : le nouvel équilibre de la loi Jardé relative aux recherches impliquant la personne humaine », RDSS, n°195, 2018

McGLYNN Elisabeth et *al.*, « The Quality of Health Care Delivered to Adults in the United States », New England Journal of Medicine, 348, 2003

MÉMETEAU Gérard, « Éloge du paternalisme médical », RGDM, n°62, 2017

MEHRA Mandeep et *al.*, « Hydroxychloroquine or chloroquine with or without a macrolide for treatment of COVID-19 : a multinational registry analysis », The Lancet, 2020

MEZAROS Edith Paula et *al.*, « Antibiomania : a case report of clarithromycin and amoxicillin-clavulanic acid induced manic episodes separately », BMC Psychiatry, 2021

MORRAL Antoni et *al.*, « Placebo effect and therapeutic context: A challenge in clinical reseach » Medicina Clinica, 2017

NANCHEN David et *al.*, « Statines et prévention primaire : comment décider avec le patient ? », Revue Médicale Suisse, Vol 11, 2015

NEWMAN-TANCREDI Adrian et *al.*, « Agonist and antagonist properties of antipsychotics at human dopamine $D_{4.4}$ receptors : G-protein activation and K^+ channel modulation in transfected cells », International Journal of Neurpaharmacology, vol 11, 2008

NGUYEN Christelle et *al.*, « Effect of Osteopathic Manipulative Treatment vs Sham Treatment on Activity Limitations in Patients With Nonspecific Subacute and Chronic Low Back Pain – A Randomized Clinical Trial », JAMA, 2021

NISSEN Steven, WOLSKI Kathy, « Effect of rosiglitazone on the risk of myocardial decompensated heart failure », New England Journal of Medicine, 2014

PENNEAU Michel, PENNEAU Jean, « Recommandations professionnelles et responsabilité médicale », Médecine et Droit, n°28, 1998

PILLEMER David, « Conceptual Issues in Research Synthesis », Journal of Special Education, 1984

PITROU Isabelle et *al.*, « Reporting of safety results in published reports of randomized controlled trial », Archive of Internal Medicine, 2009

PURI Piyush et *al.*, « Antibiomania : A Rare case of Metronidazole-Induced Mania », Cureus, 2021

RENAUT Marie-Hélène, « L'évolution de l'acte médical », Revue de Droit Sanitaire et Social, 1999

RIZOS Evangelos et *al.*, « Association between omega-3 fatty acid supplementation and cardiovascular disease events : A systématic review and analysis », Journal of the American Medical Association, 308, 2012

ROSSETTINI Giacomo et *al.*, « Context matters : the psychoneurobiological determinants of placebo, nocebo and context-related effects in physiotherapy », Archives of Physiotherapy, 2020

SCHLUGER Neil, « The Saga of Hydroxychloroquine and COVID-19 : A Cautionary Tale », Annals of Internal Medicine, 2020

SACKETT *et al.*, « Evidence Based Medicine : What It Is and What It Isn't », British Medical Journal, 312, 1996

SACKETT David et WENNBERG John, « Choosing the Best Reaserach Design for Each Question », British Medical Journal, 315, 1997

SCHWAPPACH David et *al.*, « Erreurs de diagnostic rapportées par les médecins », Revue Médicale Suisse, 2010

SEDGWICK Philip, SOKOL Daniel, « Zelen's design », British Medical Journal, n°345, 2012

SINGH Hardeep et *al.*, « The frequency of diagnostic errors in outpatient care : estimations from three large observational studies involving US adult populations », British Medical Journal, 2014

TAYLOR Fiona et *al.*, « Statins for the primary prevention of cardiovascular disease », Cochrane Database Systematic Review, 2019

TRIACCA Marie-Lucie et *al.*, « Aspects cognitifs de l'erreur en médecine » Swiss Medical Forum, 2018

TVERSKY Amos et KAHNEMAN Daniel, « Judgement Under Uncertainty : Heuristics and Biases », Science, 185, 1974

VIALLA François, « ANAES et HAS oracles des données acquise de la science ? », Revue Droit et Santé, n°7, 2005

VIALLA François, « La transidentité : Une jurisprudence en « équilibre instable » », Revue Médecine et Droit n°121, 2013

VIALLA François, « Les variations du développement sexuel : leur tabou, lutter contre la stigmatisation et les exclusions », Revue Droit et Santé, n°77, 2017

VIALLA François, « Sciences médicales et droit », Médecine et Droit, n°141, 2016

WATINE Joseph, « Translations of the "Evidence-Based Medicine" concept in different languages: is it time for international standardisation? », Clinical Chemistery and Laboratory of Medicine, vol 48, n°9, septembre 2010

WIESLER Beate et *al.*, « Completness of reporting of patient-relevant clinical trial outcomes : comparison of unpublished clinical study reports with publicy available data », Plos Med, 2013

YANK Veronica et *al.*, « Financial ties and concordance between results and conclusions in meta-analyses : retrospective cohort study », British Medical Journal, 2007

ZANG Luoping et *al.*, « Formaldehyde exposure and leukemia : a new meta-analysis and potential mechanisms », Mutation Research, 2009

ZBOROWSKI Mark, « Cultural Components in Responses to Pain », Journal of Social Issues, n°8, 1952

ZHANG George Shengxi et *al.*, « Systematic review of acupuncture placebo devices with a focus on the credibility of blinding of healthy participants and/or acupuncturists », Acupuncture in Medicine, vol 36, 2018

Ouvrages

AÏACH Pierre, DELANOË Daniel (dir.), *L'ère de la médicalisation – Ecce homo sanitas*, Paris, Anthropos, 1998

APPIAH Anthony, *The Lies that Bind*, New York, Liveright, 2018

ARISTOTE, *Analytiques I et II*, Paris, Flammarion, 2014

AUSLENDER Valérie, *Omerta à l'hôpital – Le livre noir des maltraitances faites aux étudiants en santé*, Paris, Michalon, 2017

AUSTIN John Langshaw, *Quand dire, c'est faire*, Paris, Seuil, 1994

BACHELARD Gaston, *Le nouvel esprit scientifique*, Paris, PUF, (1934) 2015

BACON Francis, *Novum Organum*, trad. Malherbe et Pousseur, Paris, PUF, 1986

BALIBAR Étienne, *Passions du concept*, Paris, La découverte, 2020

BARTHEZ Paul-Joseph, *Nouveaux éléments de la science de l'homme*, 3ème éd, Montpellier, Martel aîné, 1778

BATIFOULIER Philippe, *Capital-santé – Quand le patient devient client*, Paris, La Découverte, 2014

BAUDUER Frédéric, *Histoires des maladies et de la médecine*, Paris, Ellipses, 2017

BEAUCHAMP Tom, CHILDRESS James, *Les principes de l'éthique biomédicale*, trad. Fisbach, Paris, Les Belles Lettres, 2008

BENMAKHLOUF Ali, *La force des raisons – Logique en médecine*, Paris, Fayard, 2018

BENTHAM Jeremy, *Principes de morale et de législation*, Paris, Vrin, (1789) 2011

BERGSON Henri, *La pensée et le mouvement*, Paris, PUF, 1998

BERNARD Claude, *Introduction de médecine expérimentale*, Paris, PUF, (1865) 1987

BERTHET Vincent, *L'erreur est humaine – Aux frontières de la rationalité*, Paris, CNRS éditions, 2018

BIOY Xavier, *Biodroit – De la biopolitique au droit de la bioéthique*, Issy-les-Moulineaux, LGDJ, 2016

BLACK William, *An Arithmetical and Medical Analysis of the Diseases and the Mortality of the Human Species*, 2ème édition, Paris, Broché, (1789) 2010

BOUDON-MILLOT Véronique, *Galien - Introduction générale sur l'ordre de ses propres livres - Sur ses propres livres – Que l'excellent médecin est aussi philosophe*, Paris, Les belles lettres, 2007

BRODY Howard, *Placebos and the Philosophy of Medicine : Clinical, Conceptual and Ethical Issues*, Chicago, University of Chicago Press, 1980

BRONNER Gérald, *L'empire des croyances*, Paris, PUF, (2003) 2018

BUNGE Mario, *Philosophie de la médecine – Concepts et méthodes* Paris, Matériologiques, 2019

BURGAT Florence, *L'humanité carnivore*, Paris, Seuil, 2017

BUTLER Judith, *Troubles dans le genre : pour un féminisme de la subversion*, Paris, La découverte, 2005

CABANIS Pierre-Jean-Georges, *Du degré de certitude de la médecine*, Paris, Didot, 1798

CABANI Pierre-Jean-Georges, *Œuvres philosophiques de Cabanis*, éd. Lehec et Cazeneuve, Paris, PUF, 1956

CANGUILHEM Georges, *Le normal et le pathologique*, 12 ed, Paris, PUF, (1966) 2015

CANGUILHEM Georges, *Études d'histoire et de philosophie des sciences concernant les vivants et la vie*, Paris, Vrin, (1968) 7ème réimp., 2002

CANGUILHEM Georges, *Œuvres complètes*, Paris, Vrin, (1963) 2019, p.551.

CANSELIER Guillaume, *Les données acquises de la science – Les connaissances scientifiques et la faute médicale en droit privé*, LEH, 2006

CHASTEL Claude, CÉNAC Arnaud, *Histoire de la médecine – Introduction à l'épistémologie*, Paris, Ellipses, 1998

CHENG François, *Cinq méditations sur la mort – Autrement dit sur la vie*, Paris, Albin Michel, 2013

CLARIDGE Gordon, *Drugs and Human Behaviour*, Londres, Allen Lane, 1970

COCHRANE Archie, *Effectiveness and Efficiency : Random Reflections on Health Services*, Londres, The Nuffield Provincial Trust, 1972

COMTE Auguste, *Philosophie des sciences*, Paris, Gallimard, 1996

COUSIN Clément, *Vers la redéfinition de l'acte médical*, Thèse de doctorat de droit privé, Rennes, 22 novembre 2016

CROIBIER Alain, *Diagnostic ostéopathique général*, Paris, Elsevier, 2005

DE BEAUVOIR Simone, *Une mort très douce*, Paris, Gallimard, 1964

DE SUTTER Laurent, *Pour en finir avec soi-même*, Paris, PUF, 2021.

DEMICHEL Francine, *Au nom de quoi ? Libre propos d'une juriste sur la médicalisation de la vie*, Bordeaux, LEH, 2006

DERRIDA Jacques, *Apories*, Paris, Galilée, 1996

DESCARTES René, *Méditations métaphysiques*, Paris, PUF, (1641)1970

DIOGÈNE LAËRCE, *Vie, doctrine et sentences des philosophes illustres*, Tome 2, Paris, Flammarion, 1965

DORLIN Elsa, *La matrice de la race – Généalogie sexuelle et coloniale de la Nation française*, Paris, La découverte, 2009

DUBREUIL Laurent, *La dictature des identités*, Paris, Gallimard, 2019

DUMESNIL Julien, *Art médical et normalisation du soin*, Paris, PUF, 2011

DUMMETT Michael, *The Logical Basis of Metaphysics*, Cambridge, Harvard University Press, 1991

DUPUY Jean-Pierre, *Les savants croient-ils en leurs théories ? Une lecture philosophique de l'histoire des sciences cognitives*, Paris, INRA éditions, 2000

FAGOT-LARGEAULT Anne (dir.), *L'émergence de la médecine scientifique*, Paris, Matériologiques, 2013

FAINZANG Sylvie, *L'automédication ou les mirages de l'autonomie*, Paris, PUF, 2012

FALISSARD Bruno, *Comprendre et utiliser les statistiques dans les sciences de la vie, 3ème édition*, Paris, Masson, 2005

FARGEON Valérie, *Introduction à l'économie de la santé*, 2ème éd, Grenoble, PUG, 2014

FEDERICI Silvia, *Par-delà les frontières du corps*, Paris, Divergences, 2020

FERRET Stéphane, *Le bateau de Thésée*, Paris, Les Éditions de Minuit, 1996

FISHER Ronald Aylmer, *Statistical Methods for Research Workers*, 12th ed, Edinburgh, Oliver and Boyd, (1925) 1954

FOUCAULT Michel, *Archéologie du savoir*, Paris, Gallimard, (1969) 2014

FOUCAULT Michel, *Histoire de la folie à l'âge classique*, Paris, Plon, 1961

FOUCAULT Michel, *Histoire de la sexualité*, Paris, Gallimard, 1994

FOUCAULT Michel, *Naissance de la clinique*, 9ème ed, Paris, PUF, (1963) 2015

FOUCAULT Michel, *Naissance de la biopolitique*, Cours au collège de France 1979-1979, Paris, Seuil/Gallimard, 2004

GADAMER Hans-Georg, *Philosophie de la santé*, Paris, Grasset-Mollat, 1998

GAILLE Marie, *Philosophie de la médecine – Frontière, savoir, clinique*, Paris, Vrin, 2011

GARCIA Tristan, *Ce qui commence et ce qui finit – Kaléidoscope II*, Paris, Léo Scheer, 2020

GAZALÉ Olivia, *Le mythe de la virilité – Un piège pour les deux sexes*, Paris, Robert Laffont, 2019

GEVITZ Norman, *The DO's - Osteopathic medicine in america*, 2nd éd., Baltimore, The Johns Hopkins University Press, 1982

GIROUX Élodie, *Après Canguilhem – définir la santé et la maladie*, Paris, PUF, 2010

GIROUX Valérie, *L'antispécisme*, Paris, PUF, 2020

GOTZSCHE Peter, *Rational Diagnosis and Treatment. Evidence-Based Decision-Making*, 4ème éd, Wiley, 2007

GUEGUEN Juliette, *Évaluations des médecines complémentaires : quels compléments aux essais contrôlés randomisés et aux méta analyses ?* Thèse de doctorat de santé publique, Paris Saclay, 20 avril 2017

HALIOUA Bruno, *Histoire de la médecine*, Paris, Masson, 2004

HAYGARTH John, *One the Imagination as a Cause and as a Cure of the Disorders of the Body*, Bath et Londres, Crutwell et Cadell, 1800

HEIDEGGER Martin, *Chemins qui ne mènent nulle part*, Paris, Gallimard, 1962

HEIDEGGER Martin, *Concepts fondamentaux*, Paris, Gallimard, (Cours de 1941) 1985

HEINICH Nathalie, *Ce que n'est pas l'identité*, Paris, Gallimard, 2018

HEINICH Nathalie, *Des valeurs – Une approche sociologique*, Paris, Gallimard, 2017

HÉRITIER Françoise, *Hommes/femmes – La construction de la différence*, Paris, Le Pommier, 2005

HILL Austin Bradford, *Statistical Methods in Clinical and Preventive Medicine*, Edinburgh-London, E and S Livingston, 1962

HUMBERT Pierre, PALAZZO Jérôme, *Petite histoire de la masturbation*, Paris, Odile Jacob, 2009

HUME David, *Enquête sur l'entendement humain*, Paris, GF Flammarion, Trad. 1947 (Aubier/Montaigne), 2006

HUSSERL Edmund, *La crise des sciences européennes et la phénoménologie transcendantale*, Paris, Gallimard, 1976

JAMES William, *Le pragmatisme*, Paris, Flammarion, (1911) 2001

JANKÉLÉVITCH Vladimir, *La mort*, Paris, Flammarion, (1977) 2017

JASPERS Karl, *Essais philosophiques, philosophie et problèmes de notre temps*, Paris, Payot, (1953) 1970

JONAS Hans, *Le phénomène de la vie*, Bruxelles, De Boeck, 2001

JOUANNA Jacques, *Hippocrate. L'ancienne médecine*, Paris, Les Belles Lettres, 1990

KANT Emmanuel, *Critique de la raison pure*, Paris, Flammarion, 2006

KANT Emmanuel, *Fondements de la métaphysique des mœurs*, Paris, LGF, 1993

KREMER-MARIETTI Angèle, *Épistémologiques, philosophiques, anthropologiques*, Paris, L'Harmattan, 2005

KUHN Thomas, *La structure des révolutions scientifiques*, Paris, Flammarion, (1962) 2008

LAST John, *A Dictionnary of Epidemiology*,Oxford, Oxford University Press, 2001

LATOUR Bruno, *La science en action – Introduction à la sociologie des sciences*, Paris, La Découverte, (1989), 2005

LAUDAN Larry, *La dynamique de la science*, Paris, Madraga, 1987

LE BRETON David, *Anthropologie du corps et modernité*, 7ème éd (1990), Paris, PUF, 2015

LE BRETON David, *La sociologie du corps*, Paris, PUF, (1992) 2017

LECOURT Dominique, *Dictionnaire de la pensée médicale*, Paris, PUF, 2004

LECOURT Dominique, *La philosophie des sciences*, 7ème ed, Paris, PUF – « Que sais-je ? », 2018

LE COZ Pierre, *L'éthique médicale – Approches philosophiques*, Aix-en-Provence, PUP, 2018

L'HERMITE Pierre-Luc, *Introduction à la science ostéopathique – Approche épistémologique*, Paris, Ellipses, 2020

LEMOINE Maël, *Introduction à la philosophie des sciences médicales*, Paris, Hermann, 2017

LEPERS Yves, *Impertinente ostéopathie ! – Comprendre ses possibilités et ses limites*, Mardaga, 2016

LIGHT Richard, PILLEMER David, *Summing Up : The Sciences of Reviewing Research*, Cambridge, Harvard University Press, 1984

LIND James, *A Treatise on the Scurvy*, 2nd ed, Londres, Millar, 1750

LIOGIER Raphaël, QUESSADA Dominique, *Manifeste métaphysique*, Paris, LLL, 2019

LUCRÈCE, *De la nature des choses*, Paris, LGF, 2002

MATEU Jacques et *al.*, *Les assises du corps transformé – Regards croisés sur le genre*, Bordeaux, LEH, 2010

MATTHEWS Rosser, *Quantification ans de Quest for Medical Certainty*, Princeton, Princeton University Press, 1995

MERLEAU-PONTY Maurice, *La nature. Notes et cours au Collège de France*, Paris, Seuil, 1994

MERLEAU-PONTY Maurice, *Phénoménologie de la perception*, Paris, Gallimard, 1945

MÉTHOT Pierre-Olivier (dir.), *Vital norms : Canguilhem's* The Normal and the Pathological *in the Twenty-Frist Century*, Paris, Hermann, 2020

MICHEL Johann, *Une histoire personnelle de la philosophie – La fabrique des sciences sociales d'Auguste Comte à Michel Foucault*, Paris, PUF, 2018

MONNAIS Laurence, *Médecine(s) et santé – Une petite histoire globale 19e et 20e siècles*, Montréal, Presses Universitaires de Montréal, 2016

MOTTRON Laurent, *L'autisme : une autre intelligence*, Sprimont, Madraga, 2006

MOYNIHAN Ray et CASSELS Alan, *Selling Sickness : How the World's Biggest Pharmaceutical Companies Are Turning Us All into Patients*, Vancouver, Greystone Books, 2005

NIETZSCHE Friedrich, *Vérité et mensonge au sens extra-moral*, trad. Nils Gascuel, Paris, Actes Sud, 1997

NINOT Grégory, *Guide professionnel des Interventions Non Médicamenteuses*, Malakoff, Dunod, 2019

NORMANDIN Sebastian, WOLFE Charles, *Vitalism and the Scientific Image in Post-Enlightenment Life Science, 1800-2010*, Springer Netherlands, 2013

OGIEN Ruwen, *Mes mille et une nuits – La maladie comme drame et comme comédie*, Paris, Albin Michel, 2017

PARSONS Talcott, *Éléments pour une sociologie de l'action*, Paris, Plon, 1955

PIAGET Jean, *Épistémologie génétique*, Paris, PUF, 1970

PICARD Jean-François, MOUCHET Suzy, *La métamorphose de la médecine*, Paris, PUF, 2009

PITROBELLI Antoine (dir.), *Contre Galien – Critiques d'une autorité médicale de l'Antiquité à l'âge moderne*, Paris, Honoré Champolion, 2020

PLATON, *République*, Paris, Flammarion, 2002

PLUTARQUE, *Les vies des hommes illustres*, Paris, Gallimard, 1951

POPPER Karl, *La logique de la découverte scientifique*, Paris, Payot, (1934) 1973

PRADEAU Jean-François (dir.), *Histoire de la philosophie*, Paris, Seuil, 2009

PROCHIANTZ Alain, *Darwin : 200 ans*, Paris, Odile Jacob, 2010

QUINE Willard Von Orman, *Relativité ontologique et autres essais*, Paris, Aubier-Montaigne, (1977) 2008

REICH Wilhelm, *L'irruption de la morale sexuelle – Étude des origines du caractère compulsif de la morale sexuelle*, Paris, Payot, 1972

RESNIK David, *The price of truth : how money affects the norms of science*, New York, Oxford University Press, 2007

REVAULT d'ALLONES Myriam, *La faiblesse du vrai – Ce que la post-vérité fait à notre monde commun*, Paris, Seuil, 2018

REY Olivier, *L'idolâtrie de la vie*, Paris, Gallimard – Tracts, 2020

RICOEUR Paul, *Soi-même comme un autre*, Paris, Seuil, 1990

SACKETT David, *Clinical Epidemiology : A Basic Science for Clinical Medicine*, Boston-Toronto, Little Brown and Compagny, 1985

SACKETT David et *al.*, *Evidence-Based Medicine : how to practice and teach EBM*, Churchill Livingston, 2000

SCHOPENHAUER Arthur, *Le monde comme volonté et comme représentation*, 3ème éd, PUF, 2017

SÈVE Lucien, *Pour une critique de la raison bioéthique*, Paris, Odile Jacob, 1994

SICARD Didier, *L'éthique médicale et la bioéthique*, Paris, PUF, 5ème éd. (2009) 2017

SILBERSTEIN Marc (dir.), *Matériaux philosophiques et scientifiques pour un matérialisme contemporain*, Paris, Matériologiques, (2013) 2020

SINGER Peter, *La libération animale*, trad. Rousselle et Olivier, Paris, Payot, (1993) 2012

SOURNIA Jean-Charles *Histoire de la médecine*, Paris, La découverte, 1992

SPENCER Herbert, *Principles of Biology*, Londres, Chapman et Hall, (1864) 1899

STEGENGA Jacob, *Care and Cure – An Introduction to Philosophy of Medicine*, Chicago, Chicago University Press, 2018

STEGENGA Jacob, *Medical Nihilism*, Oxford, Oxford University Press, 2018

STIEGLER Barbara, *« Il faut s'adapter » - Sur un nouvel impératif politique*, Paris, Gallimard, 2019

TORT Patrick, *Le matérialisme – Qu'est-ce que le matérialisme ?*, Paris, Belin, 2016

TOUZEIL-DIVINA Mathieu, *Dix mythes du droit public*, Issy-les-Moulineaux, LGDJ, 2019

TROUSSEAU Armand, *Clinique médicale de l'hôtel Dieu de Paris*, Paris, Baillière et fils, 1865

TRUCHET Didier, *Droit de la santé publique*, 9ème ed, Paris, Dalloz, 2017

TUBIANA Maurice, *Histoire de la pensée médicale*, Paris, Flammarion, 1995

VARZI Achille, *Ontologie*, Paris, Ithaque, 2010

VÉSALE André, *La fabrique du corps humain*, trad. Bakelants, Paris, Actes-Sud, 1987

VIALLA François, *Les grandes décisions du droit médical*, Paris, LGDJ Lextenso éd, 2009

VIGARELLO Georges, *Le sain et le malsain*, Paris, Seuil, 1993

VORMS Marion, *Qu'est-ce qu'une théorie scientifique ?*, Paris, Vuibert, 2011

WAHL Gabriel, *Les adultes hyperactifs*, Paris, Odile Jacob, 2016

WEBER Max, *Essais sur la théorie des sciences*, Paris, Plon, 1965

WHITAKER Robert, *Anatomy of an epidemic : magic bullets, psychiatric drugs, and the astonishing rise of mental illness in America*, New-York, Crown, 2010

WHITE Kevin, *An Introduction to the Sociology of Health and Ilness, Londres*, Sage Publications, 2002

WINCKLER Martin, *L'école des soignantes*, Paris, POL, 2019

WULFF Henrick, *Rationnal Diagnosis and Treatment : Introduction to Clinical Decision-Making*, 3ème éd, Oxford, Blackwell, (1976) 1981

WULFF, PEDERSON, ROSENBERG, *Philosophy of Medicine : An Introduction*, Paris, Broché, 1990

Remerciements

Un ouvrage est toujours le fruit de multiples interactions bienveillantes. Je remercie à cet égard les nombreuses personnes qui ont contribuées, à la lumière de leurs compétences, à l'aboutissement de cet ouvrage. Parmi les mathématiciens, médecins, juristes, praticiens et scientifiques divers j'aimerais particulièrement adresser ma gratitude au Pr Grégory Ninot, au Pr Mathieu Touzeil-Divina, au Pr Paul Vaucher, au Dr Martin Garet, au Dr Sabrina Garnier-Kepka, à Jean-Louis Boutin et Carine Huin pour leurs relectures et leurs conseils fructueux.

Tables des matières

Structures éditoriales du groupe L'Harmattan

L'Harmattan Italie
Via degli Artisti, 15
10124 Torino
harmattan.italia@gmail.com

L'Harmattan Hongrie
Kossuth l. u. 14-16.
1053 Budapest
harmattan@harmattan.hu

L'Harmattan Sénégal
10 VDN en face Mermoz
BP 45034 Dakar-Fann
senharmattan@gmail.com

L'Harmattan Cameroun
TSINGA/FECAFOOT
BP 11486 Yaoundé
inkoukam@gmail.com

L'Harmattan Burkina Faso
Achille Somé – tengnule@hotmail.fr

L'Harmattan Guinée
Almamya, rue KA 028 OKB Agency
BP 3470 Conakry
harmattanguinee@yahoo.fr

L'Harmattan RDC
185, avenue Nyangwe
Commune de Lingwala – Kinshasa
matangilamusadila@yahoo.fr

L'Harmattan Congo
67, boulevard Denis-Sassou-N'Guesso
BP 2874 Brazzaville
harmattan.congo@yahoo.fr

L'Harmattan Mali
ACI 2000 - Immeuble Mgr Jean Marie Cisse
Bureau 10
BP 145 Bamako-Mali
mali@harmattan.fr

L'Harmattan Togo
Djidjole – Lomé
Maison Amela
face EPP BATOME
ddamela@aol.com

L'Harmattan Côte d'Ivoire
Résidence Karl – Cité des Arts
Abidjan-Cocody
03 BP 1588 Abidjan
espace_harmattan.ci@hotmail.fr

Nos librairies en France

Librairie internationale
16, rue des Écoles
75005 Paris
librairie.internationale@harmattan.fr
01 40 46 79 11
www.librairieharmattan.com

Librairie des savoirs
21, rue des Écoles
75005 Paris
librairie.sh@harmattan.fr
01 46 34 13 71
www.librairieharmattansh.com

Librairie Le Lucernaire
53, rue Notre-Dame-des-Champs
75006 Paris
librairie@lucernaire.fr
01 42 22 67 13

www.ingramcontent.com/pod-product-compliance
Lightning Source LLC
LaVergne TN
LVHW011010061026
849535LV00006B/1805
* 9 7 8 2 1 4 0 2 5 2 9 3 8 *